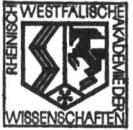

Rheinisch-Westfälische Akademie der Wissenschaften

Natur-, Ingenieur- und Wirtschaftswissenschaften   Vorträge · N 352

Herausgegeben von der
Rheinisch-Westfälischen Akademie der Wissenschaften

36. Jahresfeier am 7. Mai 1986

SVEN EFFERT

Neue Wege der Therapie des akuten Herzinfarktes

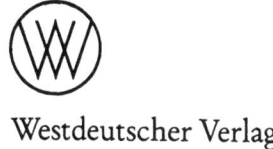

Westdeutscher Verlag

36. Jahresfeier am 7. Mai 1986

CIP-Kurztitelaufnahme der Deutschen Bibliothek

Effert, Sven:
Neue Wege der Therapie des akuten Herzinfarktes: am 7. Mai 1986 / Sven Effert. – Opladen: Westdeutscher Verlag, 1987.

(Vorträge / Rheinisch-Westfälische Akademie der Wissenschaften: Natur-, Ingenieur- und Wirtschaftswissenschaften; N 352) (... Jahresfeier / Rheinisch-Westfälische Akademie der Wissenschaften; 36)
ISBN-13: 978-3-531-08352-0   e-ISBN-13: 978-3-322-88163-2
DOI: 10.1007/978-3-322-88163-2

NE: Rheinisch-Westfälische Akademie der Wissenschaften ⟨Düsseldorf⟩: Vorträge / Natur-, Ingenieur- und Wirtschaftswissenschaften; Rheinisch-Westfälische Akademie der Wissenschaften ⟨Düsseldorf⟩: ... Jahresfeier

© 1987 by Westdeutscher Verlag GmbH Opladen
Herstellung: Westdeutscher Verlag

ISSN 0066-5754 (Vorträge N)
ISSN 0172-3464 (Jahresfeier)
ISBN-13: 978-3-531-08352-0

Inhalt

Präsident Professor Dr.-Ing. *Friedrich Eichhorn*, Aachen
Begrüßungsansprache 7

Professor Dr. med. *Sven Effert*, Aachen
Neue Wege der Therapie des akuten Herzinfarktes 15

    Abbildungen 23
    Literatur 39

Begrüßungsansprache

von *Friedrich Eichhorn*, Aachen

Die Jahresfeier der Rheinisch-Westfälischen Akademie der Wissenschaften ist eine der Gelegenheiten, einen größeren Kreis der in unserem Lande besondere Verantwortung Tragenden anzusprechen und über unsere Arbeit und unsere Zielsetzungen zu informieren. Wir freuen uns, daß Sie durch Ihre Teilnahme zusammen mit den Mitgliedern Ihr Interesse an unserer Tätigkeit und Ihre Verbundenheit mit unserer Wissenschaftsakademie bekunden. Daher heiße ich Sie alle recht herzlich willkommen und danke Ihnen für Ihr Erscheinen.

Die Verbundenheit mit den anderen Akademien findet ihren besonderen Ausdruck in der Anwesenheit des Vorsitzenden der Konferenz der Akademien in der Bundesrepublik Deutschland, des Präsidenten der Mainzer Akademie der Wissenschaften, Herrn Professor Dr. *Thews*, den ich sehr herzlich willkommen heiße, zusammen mit den Herren Vertretern der anderen Akademien. Damit wird die gute Zusammenarbeit insbesondere in dem von Bund und Ländern gemeinsam finanzierten Akademien-Forschungsprogramm unterstrichen. Aber auch mit den Hochschulen und den hochschulfreien Forschungsinstitutionen sowie den Forschungsförderungsgesellschaften unseres Landes verbindet uns eine freundschaftliche Zusammenarbeit. Ich begrüße hierbei besonders die Rektoren und Kanzler der hohen Schulen unseres Landes.

Ganz besonders herzlich begrüße ich neben den anderen Mitgliedern beider Klassen unser Akademiemitglied Herrn Professor Dr. *Effert* und danke Ihnen, daß Sie bereit sind, den heutigen Festvortrag zu halten mit einem medizinischen Thema, das sicherlich von allgemeinem Interesse ist und von dem hoffentlich niemand unter uns persönlich betroffen wird.

Meine sehr verehrten Damen und Herren, im Rückblick auf das vergangene Berichtsjahr möchte ich zunächst derer gedenken, die in dieser Zeit aus unserer Mitte genommen wurden. Ihr Leben und Werk ist in den Klassensitzungen gewürdigt worden und wird im Jahrbuch unserer Akademie in Erinnerung gehalten werden.

In der Klasse für Geisteswissenschaften verstarben die Kollegen *Johannes Holthusen*, *Johann Leo Weisgerber* und *Herbert Rauter*.

In der Klasse für Natur-, Ingenieur- und Wirtschaftswissenschaften wurden aus dem Leben abberufen die Kollegen *Peter Klaudy*, *Wilhelm Klemm* und *Friedrich Becker*.

Wir werden ihr Andenken in hohen Ehren halten.

Durch die Zuwahl von sechs ordentlichen Mitgliedern ist die Akademie auf 143 ordentliche Mitglieder angewachsen.

Die Klasse für Geisteswissenschaften wählte zu ordentlichen Mitgliedern:
Herrn *Josef Isensee*, Bonn,
für das Fachgebiet „Rechtswissenschaften",
Herrn *Wolfgang Dieter Lebek*, Köln,
für das Fachgebiet „Klassische Philologie",
Herrn *Bruno Schüller*, Münster,
für das Fachgebiet „Systematische Theologie".

Die Klasse für Natur-, Ingenieur- und Wirtschaftswissenschaften wählte zu ordentlichen Mitgliedern:
Herrn *Kurt Schaffner*, Mülheim,
für das Fachgebiet „Chemie",
Herrn *Ulrich Thurm*, Münster,
für das Fachgebiet „Biologie",
Herrn *Hans-Joachim Freund*, Düsseldorf,
für das Fachgebiet „Klinische Medizin".

Zu korrespondierenden Mitgliedern wurden von der Klasse für Geisteswissenschaften gewählt:
Herr *Robert Austerlitz*, New York,
Herr *Abraham Malamat*, Jerusalem,
Herr *Erwin Rosenthal*, Cambridge.

Die Zahl der korrespondierenden Mitglieder beträgt nunmehr dreißig.

Trotz vergleichbarer Zielsetzungen und wenig unterschiedlicher Organisationsstruktur weist die Rheinisch-Westfälische Akademie der Wissenschaften doch gegenüber den vier anderen Akademien in Göttingen, München, Heidelberg und Mainz einige Besonderheiten auf, die hauptsächlich durch ihre geschichtliche Entwicklung bedingt sind. Wie Sie alle wissen, ist sie als jüngste Akademie in Deutschland erst 1970 aus der „Arbeitsgemeinschaft für Forschung" hervorgegangen. Dabei hat sich unser unvergessener Kollege und späterer Staatssekretär *Leo Brandt* besondere Verdienste erworben. Viele Forschungseinrichtungen in unserem Lande verdanken ihre Gründung oder wesentliche Anregungen ihrer Entwicklung Initiativen, die von dieser Akademie und ihren Mitgliedern ausgingen. Ich nenne hier neben der Hochschulforschung beispielhaft nur die Gründung der Kernforschungsanlage in Jülich oder die Entwicklung der Luft- und Raumfahrtforschung in der heutigen DFVLR und der Werkstoffwissenschaften in der Max-Planck-Gesellschaft für Eisenforschung in Düsseldorf.

So ist es verständlich, daß diese Akademie eine starke Betonung technischer Disziplinen aufweist, die auch in der Namensgebung der naturwissenschaftlichen Klasse ihren Ausdruck findet. Als einzige Akademie werden hier die Ingenieurwissenschaften *expressis verbis* genannt. Damit ist – so meine ich – eine besondere Verpflichtung verbunden, im Zusammenwirken mit anderen Forschungseinrichtungen auch der geisteswissenschaftlichen Klasse zur wissenschaftlichen Durchdringung unserer im raschen Wandel befindlichen Lebensbedingungen beizutragen.

Bedauerlicherweise steht hierzu im Gegensatz der finanzielle Etat dieser Akademie, der mit Abstand das Schlußlicht unter den anderen bildet. Bei den Akademievorhaben, welche von Bund und Ländern gemeinsam finanziert werden, ist es bisher nicht gelungen, mehr als ein naturwissenschaftliches Forschungsvorhaben von uns in das Förderprogramm aufzunehmen. Zwei weitere, die mit Priorität als nächste Projekte angemeldet sind, können wegen der allgemeinen Finanzlage der öffentlichen Hand derzeit nur in sehr begrenztem Umfang in dankenswerter Nothilfe vom Land anfinanziert werden.

Daneben stellt sich – so meine ich – für die Akademien allgemein, aber für unsere Akademie im Besonderen die Aufgabe, eine Klammer zu bilden zwischen den unterschiedlichen, sich immer weiter voneinander entfernenden Fachdisziplinen. Mit zunehmender, beschleunigter Wissensvermehrung auf allen Gebieten ist eine beschleunigte Spezialisierung und gegenseitige Entfremdung festzustellen. Die Zeiten eines Universalgenies wie etwa Leibniz, der König Friedrich I. von Preußen im Jahre 1700 die Gründung einer „Preußischen Akademie der Wissenschaften" vorschlug, sind längst vorbei, wo man in einer Person noch den Stand der Wissenschaften überblicken konnte. Zudem ist in manchen Bereichen sowohl der Geistes- wie der Natur-, Ingenieur- und Wirtschaftswissenschaften wie in der Medizin durch eine Kultivierung der Fachsprache die Gefahr einer babylonischen Sprachverwirrung gestiegen, bei der einen den anderen nicht mehr versteht. Selbst innerhalb des naturwissenschaftlich-technischen Bereiches ist es etwa für den Maschinenbau-Ingenieur nicht leicht, dem Fachvortrag eines Molekularbiologen zu folgen.

Besonders schwierig, aber dringend erforderlich erscheint mir jedoch im Hinblick auf unsere sich rasch wandelnde Lebenswelt ein Brückenschlag zwischen den Geisteswissenschaften einerseits und den Natur-, Ingenieur- und Wirtschaftswissenschaften sowie der Medizin andererseits.

Auf der anderen Seite der sich rasch vergrößernden Divergenz der Wissensbereiche steht unsere Industriegesellschaft heute mehr denn je vor neuen Problemen im Zusammenhang mit den sich in immer schnellerem Tempo verändernden Lebensbedingungen sowohl in der Arbeitswelt, als auch im privaten Bereich. Dabei denke ich nicht nur an die Wandlungen im Bereich der Kommunikationstechnik oder an das zentrale Problem der Arbeitslosigkeit, sondern auch an den rechten Umgang mit der zunehmenden Freizeit, an die zwischenmenschlichen Beziehungen in der Familie, im Freundes- und Bekanntenkreis, aber auch der Völker untereinander, insbesondere bei unterschiedlichen politischen, sozialen und wirtschaftlichen Strukturen.

Die Lösung dieser schwierigen und meist sehr komplexen Probleme kann heute wegen ihrer vielschichtigen Wechselwirkungen nicht mehr *allein* mit Spezialwissen erfolgen. Auch die verständliche Versuchung für manche Politiker, in einem demokratisch geführten Staat sich mit demoskopischen Volksbefragungen Grundlagen für ihre politischen Entscheidungen zu verschaffen, ist kaum eine Hilfe für sachgerechte Lösungen. Nur die interdisziplinäre und emotionsfreie Zusammenarbeit von Sachverständigen unterschiedlichster Fachrichtungen, die gemeinsam aus den verschiedensten Blickwinkeln ein Problem zu durchleuchten und zu ergründen suchen, kann meines Erachtens hier weiterhelfen, um der Politik, aber auch der Wirtschaft zuverlässige Entscheidungshilfen an die Hand zu geben. Dies ist jedoch schwer zu realisieren, weil an den Universitäten, aber auch an den außeruniversitären Forschungsinstituten und in der Industrieforschung meist nur die Einzeldisziplinen oder doch verwandte Fachgebiete zusammenwirken. Insbesondere ist eine gemeinsame Behandlung der unterschiedlichen Aspekte z. B. bei Neuentwicklungen im naturwissenschaftlich-technischen Bereich im Rahmen der Technikfolgenabschätzung und ihrer Bewertung durch Geisteswissenschaftler zusammen mit Naturforschern und Ingenieuren zumindest noch nicht üblich.

Hierin sehe ich jedoch eine besondere Aufgabe der Akademien der Wissenschaften und ganz speziell – aus den eingangs erwähnten Gründen – unserer Rheinisch-Westfälischen Akademie der Wissenschaften. In deren beiden Klassen sind hervorragende Fachwissenschaftler vereint, die mit ihrem Wissen und ihrer Erfahrung das breite Spektrum aller Disziplinen abdecken.

Es ist daher naheliegend, dieses Potential einzusetzen und durch Kommissionen fächerübergreifende Projekte formulieren und vorschlagen zu lassen, die neben den Langzeitvorhaben akademietypisch sind und die bei einer Förderung als Akademievorhaben durch diese auch wissenschaftlich begleitet werden könnten.

Ich bin meinem Amtsvorgänger, Herrn Past-Präsident *Schneemelcher* sehr dankbar, daß er in den letzten Jahren zusammen mit den Herren des Präsidiums und mit Unterstützung unserer Mitglieder ganz bewußt die engere Zusammenführung beider Klassen gefördert und gefordert hat. Ansätze dazu bilden neben den gemeinsamen Veranstaltungen beider Klassen, der Jahresfeier und dem Leo-Brandt-

Vortrag, vor allem Forumsveranstaltungen, die mit Podiumsdiskussionen verbunden sind und aktuelle Problemstellungen aufgreifen. Ich erinnere an deren Themen: 1983: „Technische Innovationen und Wirtschaftskraft", 1984: „Technik und Ethik", 1985: „Umweltbelastung und Gesellschaft – Luft – Boden – Technik" sowie am 2. Juli dieses Jahres „Die Sicherheit technischer Systeme". Bei der Festlegung der Thematik haben wir noch nicht geahnt, welch besondere Bedeutung diesen Fragen gerade heute nach dem Unglück von Tschernobyl zukommen würde. Für diese Forumsveranstaltungen, die für eine breitere Öffentlichkeit zugänglich sind, wirken stets erfahrene Kollegen beider Klassen zusammen. Ferner befassen sich derzeit gemischte Kommissionen mit der Formulierung gemeinsamer Projekte auf den Feldern des Umweltschutzes und der Auswirkung von Handhabungssystemen auf die Arbeitswelt als Teilgebiet der Folgen der Einführung der Mikroelektronik in die Fertigung und in den Bürobereich.

Eine weitere Besonderheit unserer Akademie sind die in § 2.1 des Akademieerrichtungsgesetzes verankerten Aufgaben, neben dem wissenschaftlichen Gedankenaustausch unter ihren Mitgliedern und mit Vertretern des politischen und wirtschaftlichen Lebens des Landes die Anregung wissenschaftlicher Forschungen und die Beratung der Landesregierung bei der Forschungsförderung. Letzteres geschieht seit ihrer Gründung in den Beratungsausschüssen zur Einzelforschungsförderung durch den Minister für Wissenschaft und Forschung unseres Landes, wo jährlich etwa vierhundert Forschungsanträge ehrenamtlich fachlich auf ihre Förderungswürdigkeit hin begutachtet werden.

Daneben hat die Akademie gemäß ihrem Selbstverständnis in Eigeninitiative auch ohne Aufforderung immer wieder ihre Auffassung zu Fragen der Forschung in Gesprächen mit den politisch Verantwortlichen vorgetragen und in Stellungnahmen festgehalten, so z. B. vor der Verabschiedung des Wissenschaftlichen Hochschulgesetzes in unserem Land.

Qualifizierte Forschung kann nicht – auch nicht mit Geld – erzwungen werden, sie braucht einen Freiraum zur Entfaltung der besonderen Spitzenleistung der Einzelpersönlichkeit oder des Teams. Andererseits muß die Politik die günstigen Rahmenbedingungen schaffen, unter denen sich besonders im naturwissenschaftlich-technischen Bereich Forschung nur entwickeln und fruchtbar werden kann. Gegenwärtig gibt uns eine Verschlechterung des Forschungsklimas Anlaß zu einiger Besorgnis. Indizien sind der jährliche Abbau von Stellen an den Hochschulen in einer Situation, in der die Überbelastung in der Lehre vielfach zu Lasten der Forschung noch auf etliche Jahre bewältigt werden muß, bevor ein Entlastungseffekt in der Lehre durch zurückgehende Studentenzahlen wirksam werden kann. Der wichtigste Faktor ist jedoch die Pflege des qualifizierten wissenschaftlichen Nachwuchses. Hier wirkt sich die Diskriminierung der Tätigkeit des Nachwuchswissenschaftlers durch die bundesweite Rückstufung der Eingangsbezüge aus. Die Begründung, daß der Angestellte und der Beamte im öffentlichen Dienst als Äquivalent für seine besondere Arbeitsplatzsicherheit anfangs eine bestimmte Zeit geringere Bezüge hinnehmen müsse, ist deshalb hier fehl am Platze, weil besonders im Ingenieurbereich eine Gesamtbeschäftigungsdauer von maximal fünf Jahren nicht überschritten wird und somit die Rückstufung praktisch während der gesamten Zeit wirksam wird. Verschärfend kommt derzeit noch die erfreulicherweise starke „Sogwirkung" der wiedererstarkenden Wirtschaft hinzu, die an einigen Stellen bereits die Durchführung bewilligter wichtiger Forschungsvorhaben aus Personalmangel verhindert hat. Besonders unerfreulich wirkt sich die sogenannte 20%-Ausnahmeregelung auf das Forschungsklima in den Instituten aus, weil nunmehr nebeneinander Forschungsingenieure im selben Institut mit willkürlich unterschiedlicher Bezahlung tätig werden. Hier sollte der Minister unbedingt klare Vorgaben machen, um den Arbeitsfrieden zu sichern, und die Sonderregelung nur den bisher besonders hart betroffenen Fachgebieten zukommen lassen. Auch die Erneuerung veralteter Großgeräte und deren Ergänzung, ohne die eine Spitzenstellung der Forschung besonders im naturwissenschaftlich-technischen Bereich nicht zu halten ist und die in der Regel wegen der Kostenhöhe nicht mit Drittmitteln finanziert werden können, macht uns einige Sorge. Hier kann unser Land aus Kostengründen den Empfehlungen des Wissenschaftsrates nur in geringerem Umfang als andere Bundesländer nachkommen.

Ich bitte um Nachsicht, wenn ich mich in meinem Bericht auf einige grundsätzliche Besonderheiten unserer Akademie beschränkt habe und dabei die spezielle Aktivität des vergangenen Jahres etwas zu kurz kam. Die Vorträge auf den regelmäßigen wissenschaftlichen Sitzungen beider Klassen mit Diskussion der behandelten Themen werden jedoch wie immer für Interessenten im Westdeutschen Verlag publiziert. Über die Arbeiten der Kommissionen und Ausschüsse sowie über die Publikationen der Mitglieder informiert das Jahrbuch 1985, das Ihnen heute vorliegt.

Mir bleibt, herzlich zu danken, vor allem dem Past-Präsidenten *Schneemelcher* für seine Vorarbeit zur Verwirklichung der besonderen Ziele unserer Akademie, die ich zu skizzieren versuchte, sowie für die mühevolle Arbeit, eine Informationsschrift über Geschichte, Aufgaben und Organisation unserer Akademie zu erstellen, die in der Öffentlichkeit großes Interesse gefunden hat. Mein Dank gilt allen Mitgliedern des Präsidiums für ihre kooperative Zusammenarbeit und Unterstützung sowie allen Mitgliedern für ihr Engagement.

Die Akademie ist dankbar für die Hilfe und das Verständnis der Landesregierung, insbesondere des für uns zuständigen Ministeriums und der Staatskanzlei bei unseren Anliegen. Ich folge gerne der persönlichen Anregung des Herrn Landtagspräsidenten, künftig in einem „Parlamentarischen Abend" eine Einrichtung wiederaufzunehmen, die den Kontakt zwischen den Herren Abgeordneten des Landtages und den Akademiemitgliedern erneuern und vertiefen soll.

Ein besonderer Dank gebührt den Damen und Herren der Geschäftsstelle unter der Leitung von Herrn Ministerialrat *Szawola* für ihr Pflichtbewußtsein und ihren Einsatz für die gemeinsamen Aufgaben der Akademie.

Schließlich danke ich unseren jungen Musikern des *Verdi-Quartetts* für den musikalischen Rahmen, den sie unserer Jahresfeier gegeben haben und am Schluß noch geben werden.

Neue Wege der Therapie des akuten Herzinfarktes

von *Sven Effert*, Aachen

Das Herz des Menschen ist keineswegs in der Lage, den Sauerstoff, den der Muskel für seinen Betrieb braucht, den Herzhöhlen zu entnehmen. Vielmehr ist ein ziemlich kompliziertes Gefäß-System – die *vasa privata* – für die Blutversorgung vorhanden (Abb. 1). Die Gefäße gehen aus der Hauptschlagader, der Aorta, als ‚Koronararterien' ab, die das Herz ‚kranzförmig' umgeben. Sie zweigen sich in immer kleinere Äste auf, die in den Muskel eintauchen und die einzelne Muskelfaser erreichen (Abb. 2). Es sind drei Hauptäste, zwei, die im wesentlichen der Versorgung der linken, muskelstärkeren Herzkammer dienen, von denen der eine als *Ramus interventricularis anterior* in der vorderen Kammerfurche nach unten zieht. Der andere läuft als *Ramus circumflexus* um das Herz herum und steigt in der hinteren Furche nach abwärts. Die rechte Kammer wird vom *Ramus dexter* versorgt, der wieder zunächst horizontal, dann deszendierend an der Hinterwand herunterzieht. In den hinteren unteren Abschnitten überdecken sich die Versorgungsregionen aus *Ramus circumflexus* und rechter Koronararterie teilweise; aber es bestehen interindividuelle Unterschiede, sogenannte ‚Rechts- und Linksversorgungstypen'.

Diese Lösung ist keine optimale, denn die inneren Schichten der Kammermuskulatur werden nur in der Erschlaffungsphase des Herzens durchblutet. In der Kontraktionsphase ist der Muskelinnendruck höher als der Blutdruck. Die Endabschnitte der Koronararterien werden abgedrückt. Zum anderen ist die menschliche Koronararterie noch dadurch gekennzeichnet, daß sie eine ganz besonders dicke innere Schicht hat, dicker als die jedes anderen Lebewesens. Der Düsseldorfer Pathologe Meessen spricht vom ‚Handicap des Menschen', denn offensichtlich begünstigt sie den Prozeß, der zur Verkleinerung des Durchmessers zur ‚koronaren Herzkrankheit' bis zum Verschluß, zum Verstopfen – *infarcire* –, zum Herzinfarkt führen kann.

Dieser Krankheitsprozeß (Abb. 3) verläuft über Jahre und Jahrzehnte. Zunächst werden fettähnliche Substanzen in die Wand eingelagert. Es kommt zur Entwicklung sogenannter Plâques, weil diese Substanzen die Innenschicht ins Lumen vordrücken. Auf einem solchen Plâque kann sich ein Blutgerinnsel, ein Thrombus, bilden, das durch Totalverschluß des Gefäßes die Katastrophe herbeiführt: Die abhängige Herzmuskelpartie fällt dem Gewebstod im lebenden Organismus, der

Nekrose, anheim. Wie groß der absterbende Myokardbezirk schließlich ist, hängt in erster Linie von der Lokalisation der Verschlußstelle, aber auch von weiteren Faktoren wie Myokarddicke, Sauerstoffverbrauch, Restfluß, Kollateralversorgung, Blutviskosität usw. ab. Es kommen dynamische Vorgänge wie Koronarspasmen hinzu.

Natürlich kann in unserem Rahmen nur das Prinzipielle des Vorgangs dargelegt werden, eben die bis zum Gefäßverschluß führende, über Jahr und Tag ablaufende Arteriosklerose. Der Grundprozeß ist an den verschiedenen Organen analog, die Koronarsklerose an den Herzkranzschlagadern, die Zerebralsklerose mit Einengung oder Verschluß einer Hirnarterie und dem Effekt des Schlaganfalls, die Sklerose der den Darm versorgenden Mesinterialartieren mit den Erscheinungen eines Darmverschlusses, das ‚intermittierende Hinken' beim Befallensein einer Beinschlagader usf.

Die Therapie des Herzinfarktes, der sich auf dieser Grundlage entwickelt, ist bis 1978 im wesentlichen auf die Behandlung der Folgen der Herzmuskelnekrose beschränkt. Neben der Linderung der schweren Schmerzen – in der Regel durch Opium-Alkaloide – wird versucht, das Herz zu entlasten, um den Sauerstoffverbrauch zu senken. Ab 1960 gelingt es, die in der akuten Infarktphase auftretende elektrische Instabilität, die zu schweren Rhythmusstörungen des Herzens bis zum Kammerflimmern, identisch mit dem plötzlichen Herztod, dem Herzschlag, führen kann, mit antiarrhythmischen medikamentösen und elektrischen Maßnahmen im Notarzteinsatz und im Rahmen einer kontinuierlichen Überwachung auf Intensivstationen zu bekämpfen. Aber diese Therapie ist eben im wesentlichen eine symptomatische.

Das ändert sich 1978. Erstmals gelingt es Rentrop in Göttingen, ein im Rahmen einer Koronarographie verschlossenes Gefäß wieder zu eröffnen.

Abbildung 4 gibt ein Beispiel. Die rechte Koronararterie ist kurz nach ihrem Abgang aus der Hauptschlagader verschlossen. Eine Substanz, die in der Lage ist, ein Blutgerinnsel aufzulösen, in diesem Falle Streptokinase, wird in die Koronararterie selbst injiziert. Sechs Minuten später ist das Gefäß wieder offen. Man erkennt, welch großes Gefäßstück von der Blutversorgung abgeschnitten war.

Die Spontaneffekte kann man nur als dramatisch bezeichnen. Der schwere Schmerz des akuten Herzinfarktes, das ‚Vernichtungsgefühl', verschwindet sofort. Die Kreislauffunktion normalisiert sich. Im EKG kann man erkennen, daß die Blutversorgung wieder hergestellt ist.

Das Prinzip ist also einfach: Das durch ein Blutgerinnsel auf dem Boden einer koronaren Herzkrankheit verschlossene Gefäß wird wieder eröffnet. Die Details sind natürlich kompliziert und werden im folgenden stark vereinfacht dargestellt. Voraussetzung für die intrakoronare Applikation eines Fibrinolytikums war die erstmals 1971 durchgeführte selektive Koronarographie, das Injizieren eines

Kontrastmittels in die Koronararterien unter Röntgensicht mit Exposition eines Kinofilms. Sie wird heute routinemäßig zur Diagnostik, d. h. also zur Feststellung des Ausmaßes einer koronaren Herzkrankheit angewandt. Im Prinzip wird ein präformierter Katheter von einer peripheren Arterie, meist von der Leistenarterie aus, über die Aorta in die Abgangsstelle der Koronararterie eingebracht. Die Injektion des Kontrastmittels erfolgt per Hand. Abbildung 4 dient als Beispiel für die rechte Koronararterie. Die Darstellung erfolgt in mehreren Strahlengängen, um Engstellen, die sich in einer Ebene nicht manifestieren, erkennen zu können. Über Bildverstärker und Fernsehkette kann der Vorgang auf einem Monitor verfolgt und mit dem Videorecorder oder der Kinokamera festgehalten werden.

Die Ziele der Reperfusion, der Wiedereröffnung einer Koronararterie beim aktuen Herzinfarkt sind:
1. Die Beseitigung der Schmerzen.
2. Wiederherstellung der Blutversorgung der abhängigen Herzmuskelareale.
3. Die Verminderung der Komplikationen des akuten Herzinfarktes.
4. Die Rettung von Herzmuskelgewebe.
5. Die Verringerung der Letalität.

Zu den Punkten 1–3 erübrigen sich Einzelheiten. Zur Frage, ob Myokardgewebe gerettet werden kann, ist zu sagen, daß man den Herzinfarkt, d. h. die abgestorbene Zone, nicht verkleinern, aber kleinhalten kann, mit anderen Worten, man erreicht, daß Myokardgewebe vor dem Untergang bewahrt wird.
Die Wiederherstellung der Durchblutung wäre sinnlos, wenn das Myokardareal, das vom entsprechenden Gefäß abhängt, ohnehin abgestorben wäre, wenn man also Blut in diesen Nekrosebezirk hineinfließen ließe. Aber so einfach liegen die Dinge eben nicht. In schwersten Fällen, etwa bei einem Verschluß nahe dem Abgang der Koronararterie von der Hauptschlagader, bei geringer Kollateralversorgung – Kollateralversorgung bedeutet Versorgung über Nebenäste, also Umwege – geringem Restfluß, hohem Sauerstoffverbrauch, z. B. durch erhöhten Blutdruck, erhöhte Blutviskosität usw. kann nach drei Stunden das abhängige Areal abgestorben sein. Aber eben in Abhängigkeit von diesen Faktoren ist im Einzelfall die Zeit bis zum definitiv nicht mehr beeinflußbaren Gewebsuntergang durchaus verschieden.
Hier kommen zum einen wieder die Faktoren zum Tragen, die Veranlassung gaben, die Lösung des Problems der Sauerstoffversorgung des Herzmuskels als nicht optimal zu bezeichnen. Es sterben nämlich die inneren Myokardareale wegen ihrer ausschließlich diastolischen Durchblutung schon in der ersten halben Stunde ab, die mittleren Areale nach etwa zwei Stunden und die äußeren unter Umständen erst nach etwa acht Stunden. Es handelt sich um Näherungswerte,

denn es liegt auf der Hand, daß es schwierig ist, exakte Größenwerte zu bestimmen. Ein weiteres Erschwernis kommt bei der Übertragung aus dem Tierexperiment auf den Menschen hinzu. Nach Abbildung 5 bestehen erhebliche Speziesunterschiede: Bindet man beim Kaninchen eine Koronararterie ab, so ist bereits nach etwa zwanzig Minuten die definitive Infarktgröße erreicht. Ähnlich sind die Verhältnisse bei der Ratte und beim Schwein, beim Hund schon günstiger. Beim Meerschweinchen ist die Umwegsversorgung, die Kollateralversorgung, derart, daß kein Infarkt entsteht, auch wenn man eine Koronararterie völlig abdrosselt. Beim *homo sapiens* hat man etwa vier bis fünf Stunden Zeit, aber dem Zeitfaktor, der Verschlußzeit, kommt eine ganze entscheidende Rolle zu.

Bis Ende 1984 (Abb. 6) konnten wir 461 Patienten mit der selektiven intrakoronaren Streptokinase-Applikation bei Totalverschluß einer Koronararterie im Rahmen eines Herzinfarktes behandeln. Die Wiedereröffnung gelang in 86% der Fälle.

Die Frage, was damit bezüglich der Letalität zu erreichen ist, ist nicht einfach zu behandeln. Nach den heutigen Kriterien der Therapiebeurteilung in der Heilkunde hätte man im Rahmen einer kontrollierten Studie eine Kontrollgruppe nebenher laufen lassen müssen. Aber die Spontaneffekte waren derartig dramatisch, daß wir uns hierzu nicht berechtigt glaubten. Wir haben – was statistisch nicht sauber ist – verglichen mit Patienten, die wir in analoger Weise in den Jahren vorher behandelt hatten, und kommen (Abb. 7) bei der mit Streptokinase intrakoronar behandelten Gruppe auf eine Letalität nach dreißig Tagen von 5% gegenüber 12,2% bei den konservativ behandelten Patienten.

Die Stenose – die enge Stelle – bzw. die Rauhigkeit der Gefäßwand als Voraussetzung für den thrombotischen Verschluß durch ein Gerinsel, das die Katastrophe schließlich herbeiführt, bleibt nach der Thrombolyse natürlich bestehen. Bei Kontrollkoronarographien sofort nach der Lyse fanden wir eine Engstelle in der Größenordnung von 90,4% bezogen auf die Fläche und 70% auf den Gefäßdurchmesser. Natürlich besteht die Gefahr des Rezidivs, des erneuten Verschlusses auf thrombotischer Basis, an dieser ‚Prädilektionsstelle'. Die Aufdehnung einer solchen Koronarstenose mit der von Grüntzig 1978 konzipierten Ballon-Technik bot sich als zweiter Schritt der Behandlung beim akuten Herzinfarkt an. Wir haben sie in den letzten sieben Jahren in großem Umfang in gleicher Sitzung bzw. in den ersten drei Tagen nach der selektiven intrakoronaren Thrombolyse eingesetzt. Die Abbildungen 8 und 9 zeigen das Prinzip. Über einen Führungskatheter wird ein zweiter Katheter, an dessen Spitze sich ein aufpumpbarer Ballon befindet, in die Koronararterie eingebracht und mit Drücken von 6–10 bar für 30 bis 50 Sekunden in der Stenose aufgepumpt.

Das Einbringen ist leicht, wenn die enge Stelle unmittelbar hinter dem Abgang des Koronargefäßes liegt. Es ist schwierig, wenn die Stenose peripher oder jenseits einer Biegung des Koronargefäßes liegt. Mit dem heute verfügbaren ‚steuerbaren' Ballon-Katheter (Abb. 9 zeigt das Prinzip) ist die Applikationsmöglichkeit wesentlich erweitert worden (vgl. Abb. 10).

Es sind jetzt auch Engstellen erreichbar, die vorher nur mit der Bypass-Technik (s. u.) behandelt werden konnten, eben weil man mit dem Katheter nicht hingelangen konnte. Die Untersuchungszeit, damit auch die Strahlenbelastung, ist erheblich verkürzt worden.

Die steuerbaren Systeme – auch von Grüntzig angegeben – ermöglichen eine Primärerfolgsrate von 90% und ein geringeres Risiko im Hinblick auf eine Gefäßverletzung. Sie würde unter Umständen eine sofortige Notfalloperation mit der Bypass-Technik (Abb. 11) erforderlich machen.

Auch die desolaten Fälle von Herzinfarkt mit Schock, d. h. mit Blutdruckabfall, ungenügender Blutversorgung der Körperperipherie, der Nieren mit Sistieren der Harnproduktion, zerebraler Beeinträchtigung infolge der mangelnden Durchblutung des Gehirns und Mortalitätsraten von 80–90%, lassen sich mit der kombinierten Lyse- und Dilatationstechnik heute in einem überraschend großen Prozentsatz erfolgreich behandeln. Es handelt sich hier eben um die Patienten mit Verschlüssen kurz hinter dem Abgang der Gefäße, mit Unterbrechung der Blutversorgung großer Bezirke der Kammermuskulatur. Meyer konnte die Mortalitätsrate bei diesen Patienten auf 30% senken.

Die Alternative zur Koronardilatation ist die Operation, die Anlage eines aortokoronaren Venenbypasses nach Abbildung 11. Sie ist dann die Methode der Wahl, wenn an verschiedenen anderen Gefäßarealen neben dem verschlossenen Gefäß ebenfalls Stenosen vorliegen.

Die derzeitige statistische Aufschlüsselung ergibt, daß wir 50% unserer Patienten nach der Lyse konservativ, d. h. ohne Dilatation und ohne Operation behandelt haben. Bei 31% der Patienten wurde die Ballondilatation, die sogenannte PTCA (steht hier für ‚perkutane transluminale Coronar-Angioplastie') und in 19% die Bypass-Operation durchgeführt. Die Mortalitätsraten nach einem Jahr sind bei alleiniger medikamentöser Behandlung 21,8%, nach Ballondilatation 9,3% und nach Bypass-Operation 6,4%. Die operative ist also derzeit die günstigste Gruppe. Aber es ist erforderlich, größere Erfahrung zu gewinnen, besser zu randomisieren; erst dann wird sich zeigen, ob dieses Ergebnis sich bestätigt. Unverständlich ist es nicht, denn es wird ja beim operativen Vorgehen nicht nur die eine enge Stelle wieder besser mit Blut versorgt, sondern auch die übrigen Areale des Koronararterien-Systems bei mehrfachem Venen-Bypass.

Der prinzipielle Nachteil der selektiven intrakoronaren Applikation eines Thrombolytikums ist der hohe methodische Aufwand. Sie kann nur dort durchgeführt werden, wo man mit der sogenannten invasiven Kardiologie, der Herzkatheter-Technik, in allen Einzelheiten vertraut ist, und sie ist nur dann sinnvoll, wenn die Anwendung kontinuierlich Tag und Nacht möglich ist. Natürlich stellt sich die Frage, ob man solche Substanzen nicht auch in eine Körpervene injizieren kann. Diese ‚systemische' Streptokinase-Applikation hat man schon vor zehn bis fünfzehn Jahren in größerem Umfang angewandt. Wie wir heute wissen, kam man hier in der Regel zu spät, denn es stehen eben nur vier bis fünf Stunden zur Verfügung. Außerdem führt die Streptokinase bei den hohen Dosen, die bei systemischer Applikation notwendig sind, zu einer erheblichen Beeinträchtigung der gesamten Blutgerinnung mit Blutungskomplikationsmöglichkeiten, beispielsweise intrazerebralen oder subduralen Blutungen.

Der belgischen Arbeitsgruppe unter Collen und Vertraete in Leuwen ist es gelungen, eine Substanz zu entwickeln, die – jedenfalls ganz in erster Linie – nur dort wirksam wird, wo schon Blut geronnen ist, die aber das gesamte Gerinnungssystem nicht in dem Umfang wie Streptokinae alteriert. Es handelt sich bei diesem ‚rekombinanten Tissue-Plasminogen-Aktivator' – rt-PA ist das weltweit verwandte medizinische Kürzel – um eine körpereigene Substanz, die im Rahmen des komplizierten Wechselspiels von Gerinnung und Lyse im Körper in winzigen Mengen vorkommt. Sie läßt sich gen-technologisch in genügend großen Dosen herstellen, und die zuständige Industrie – das ist in der Bundesrepublik die Firma Thomae zusammen mit der Firma Boehringer – hat einen enormen Aufwand in die Entwicklung gesteckt, die ursprünglich von Genentech in Kalifornien inauguriert worden war.

Im Rahmen einer europäischen randomisierten Studie ist die Frage der Wirksamkeit dieser selektiv Fibrin lösenden Substanz – *clot-selectivity* ist das englische Schlagwort – geprüft worden. Für die Bundesrepublik waren Berlin, Fulda, Mainz, Hamburg und Aachen beteiligt, für Holland Eindhoven und Rotterdam, für Frankreich Tours und Paris, für Belgien Brüssel und das zentrale Zentrum Leuwen. Die Auswertung der Koronarogramme ist zentral erfolgt. Die Gesamtstatistik wurde in Rotterdam am Thorax-Center erstellt. In Abbildung 12 sind die Ergebnisse zusammengefaßt. Die Wiedereröffnungsrate beträgt bei Verwendung von rt-PA rund 70%, bei Streptokinase intravenös 53%. Eine amerikanische Studie mit etwas anderen Bedingungen kommt zu einer Reperfusionsrate mit rt-PA von 60%, mit Streptokinase von 35%.

Der derzeitige Stand – die Entwicklung geht rasant weiter, es sind neue vielversprechende ‚thromboselektiv' wirkende Substanzen von anderen Firmen entwickelt worden – ist in Abbildung 13 zusammengefaßt. Vier bis sechs Stunden nach Infarktbeginn ist bei 20% der Patienten eine spontane Wiedereröffnung erfolgt bzw. es hat kein kompletter Verschluß, sondern nur eine hochgradige Enge vorgelegen. Die intravenöse Verabfolgung von Streptokinase – gerade in der Bundesrepublik in großem Stil unter der Leitung von Schröder, Berlin, durchgeführt – ergibt eine Wiedereröffnungsrate von 50%. Mit rt-PA kommt man auf 65%, mit Streptokinase intrakoronar auf 85%, und wenn man die Streptokinase-Therapie mit der Ballondilatation kombiniert, auf 95% Wiedereröffnungsrate. Das bedeutet, daß man durch mechanische Maßnahmen mit dem Ballonkatheter ein Gefäß unter Umständen auch dann noch eröffnen kann, wenn es nach Streptokinase-Applikation verschlossen geblieben war.

Die Tatsache, daß wir in Aachen eine so große Zahl von Patienten behandeln konnten, verdanken wir der engen Zusammenarbeit mit den Krankenhäusern der Stadt und der weiteren Umgebung. Viele Patienten mit akutem Herzinfarkt wurden uns durch die Notarzt-Dienste sofort eingewiesen und nach der skizzierten Behandlung an die zuständigen Krankenhäuser zurückverlegt.

Zusammenfassend ist nochmals herauszustellen, daß die ‚neuen' Wege der Therapie des akuten Herzinfarktes im Prinzip sehr einfach sind: Der Herzinfarkt beruht auf einem Verschluß einer Koronararterie an bestimmter Stelle. Das Gefäß wird wiedereröffnet, und man versucht, ein Rezidiv durch Aufdehnung der Verschlußstelle oder durch Überbrückung mit einem aorto-koronaren Venen-Bypass zu verhindern.

So die großen Zusammenhänge. Natürlich ergeben sich bei einem solch umfassenden und aufwendigen Verfahren eine große Zahl wissenschaftlicher Fragestellungen. Eine möchte ich schildern, weil sie mir charakteristisch erscheint für die Möglichkeiten, die sich aus der Verbindung von Ingenieurwissenschaften und Medizin in Aachen ergeben.

Das Ziel der Kardiologie ist es natürlich, wegzukommen von den invasiven Verfahren der Koronarographie. Wir möchten einfachere Methoden haben um festzustellen, ob ein Gefäß offen ist oder nicht und ob im Rahmen der weiteren Behandlung des Patienten ein erneuter Gefäßverschluß droht. Eine solche Methode ist die Elektrokardiographie. Abbildung 14 zeigt das Prinzipielle. Die Eröffnung eines Koronargefäßes führt zu sofortiger Umformung der ST-T-Abschnitte. Die Reokklusion zeigt sich an einer Rekonstruktion in Richtung auf das Kurvenbild des akuten Infarktstadiums. Die Genauigkeit der Aussage wird selbstverständlich erheblich gesteigert, wenn man statt der üblichen drei Ableitungen von den Extremitäten und sechs Ableitungen an der vorderen Brustwand auf große Elektrodenzahlen übergeht. In Zusammenarbeit mit dem Helmholtz-Institut für Biomedizinische Technik (Rau, Vondenbusch, Silny) wurde ein solches Viel-Elektroden-System in den letzten Jahren entwickelt und erprobt (Abb. 15–17). Die Ableitung von der vorderen Brustwand ist während der Maßnahmen zur selektiven intrakoronaren Lyse und Dilatation möglich, weil die neu entwickelten Elektroden strahlendurchlässig sind, also nicht die Röntgensicht versperren.

63 Ableitungen lassen sich mit der herkömmlichen Technik nicht mehr mit tolerablem Zeitaufwand auswerten. Rechnerunterstützung ist unerläßlich. Das

Gesamtsystem wurde vom Helmholtz-Institut derart ausgeführt, daß Signale hervorragender Qualität aus 63 Ableitungen erhalten werden. Die Lokalisation, die ungefähre Ausdehnung der Nekrose und die Effekte der Reperfusion lassen sich so nicht-invasiv, also ohne Herzkatheterisation nachweisen. Es liegt auf der Hand, daß gerade für die systemisch applizierbaren modernen Thrombolytika wie rt-PA hier eine besonders wichtige Methode zur Erfolgsbeurteilung vorliegt.

Für die Nachbehandlung der Patienten in der Akutphase der ersten zwei bis drei Tage wird die Elektrodenzahl reduziert (Abb. 17). Unter kontinuierlicher EKG-Registrierung alle 30 Sekunden lassen sich Rezidive, also erneute Verschlüsse, schon nachweisen, bevor der Patient Schmerz empfindet. Die Kontrolle mit dieser Mapping-Technik wenden wir natürlich nicht nur auf die Lyse-Therapie, sondern auch auf zusätzliche medikamentöse Maßnahmen wie die Antikoagulation zur Verhinderung erneuter Verschlüsse an.

Die intravenöse Applikation von Thrombolytika mit *clot selectivity* scheint derzeit die Methode der Wahl zu sein. Es laufen verschiedene kontrollierte Studien, um genau festzustellen, ob, in welchen Fällen und mit welchen Erfolgsaussichten man die zusätzlichen Maßnahmen der Ballondilatation und Bypass-Operation durchführen sollte und welche Effekte mit einer alleinigen antikoagulativen Nachbehandlung zu erzielen sind.

Die Frage nach dem finanziellen Aufwand kann bei der ständigen Steigerung der Kosten im Gesundheitswesen nicht ausgespart bleiben. Die in Abbildung 18 aufgeführten Zahlen sind mit Hilfe der Verwaltung des Klinikums der RWTH Aachen erstellt. Die Kosten sind derart, daß sie mit dem normalen Pflegesatz nicht zu decken sind. Aber die Krankenkassen haben mitgezogen und zahlen erhebliche Beträge als Sonderleistungen für diese aufwendigen Behandlungsverfahren. Noch liegen keine brauchbaren Berechnungen dahingehend vor, wieviel Patienten, die sonst der Invalidität anheim fielen, dem Arbeitsprozeß wieder zugeführt werden können, wenn man die neuen Wege der Therapie des akuten Herzinfarktes einsetzt.

Wenn klar geworden ist, welchen Fortschritt die modernen Maßnahmen gegenüber der früheren konservativen Therapie bedeuten, dann ist der Sinn dieses Referates erfüllt.

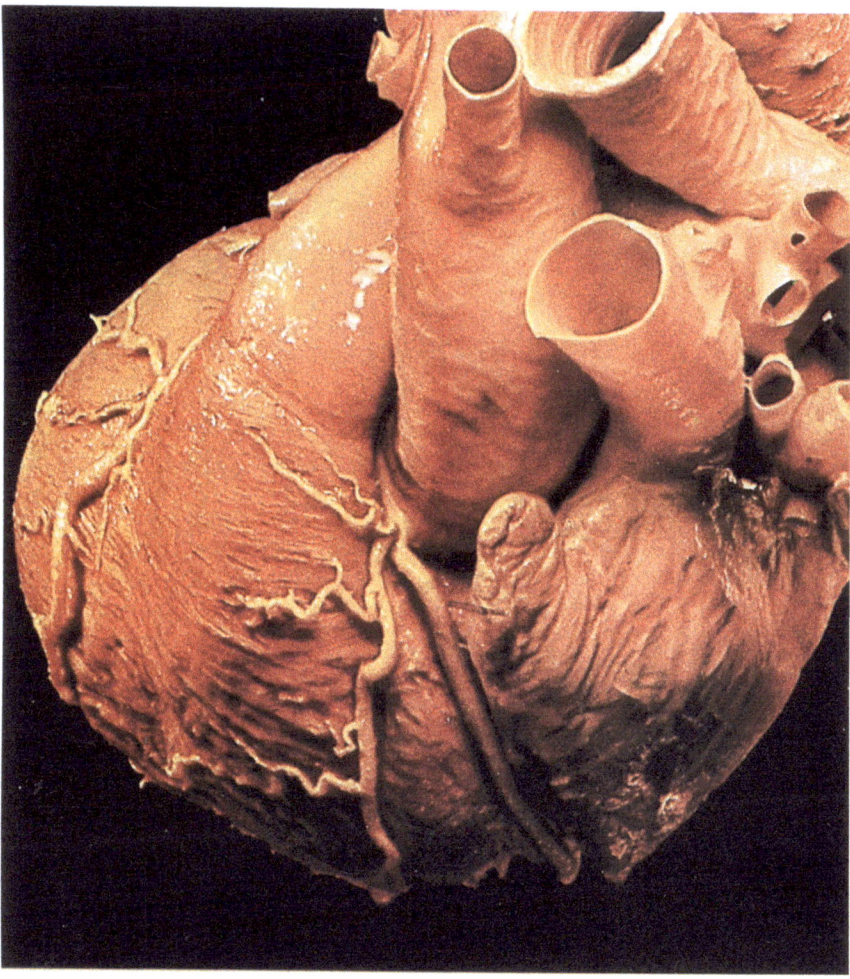

Abb. 1: Sicht auf das Herz von oben mit den abgehenden großen Gefäßen. Man erkennt vorne die beiden Äste der linken Herzkranzschlagader, die aus der Hauptschlagader (Aorta) entspringt. Am linken Bildrand ist die rechte Herzkranzschlagader sichtbar. Die Koronararterien laufen außen um das Herz herum und geben ihre Äste nach innen in die Muskulatur ab. (Nach Wallace A. McAlpine, Heart and Coronary Arteries, Springer, Berlin, Heidelberg, New York 1975.

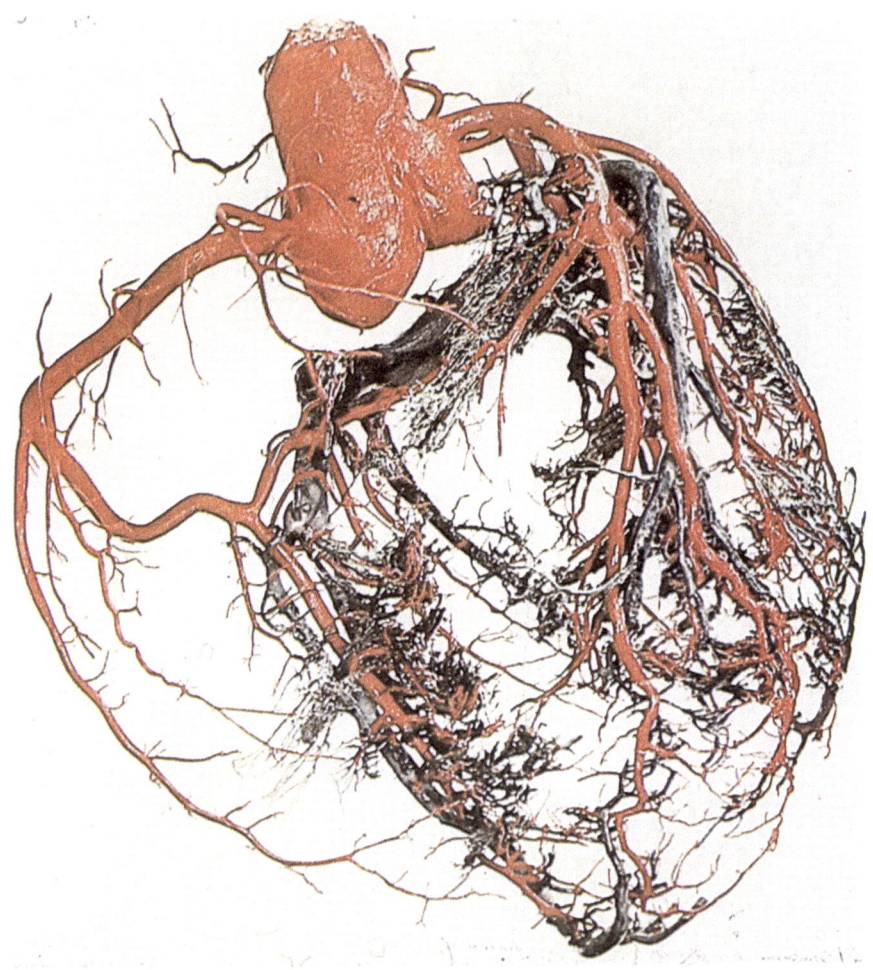

Abb. 2: Aufzweigung der Koronararterien (rot) und der Koronarvenen (blau) bis in die Endäste. Ausgußpräparat.

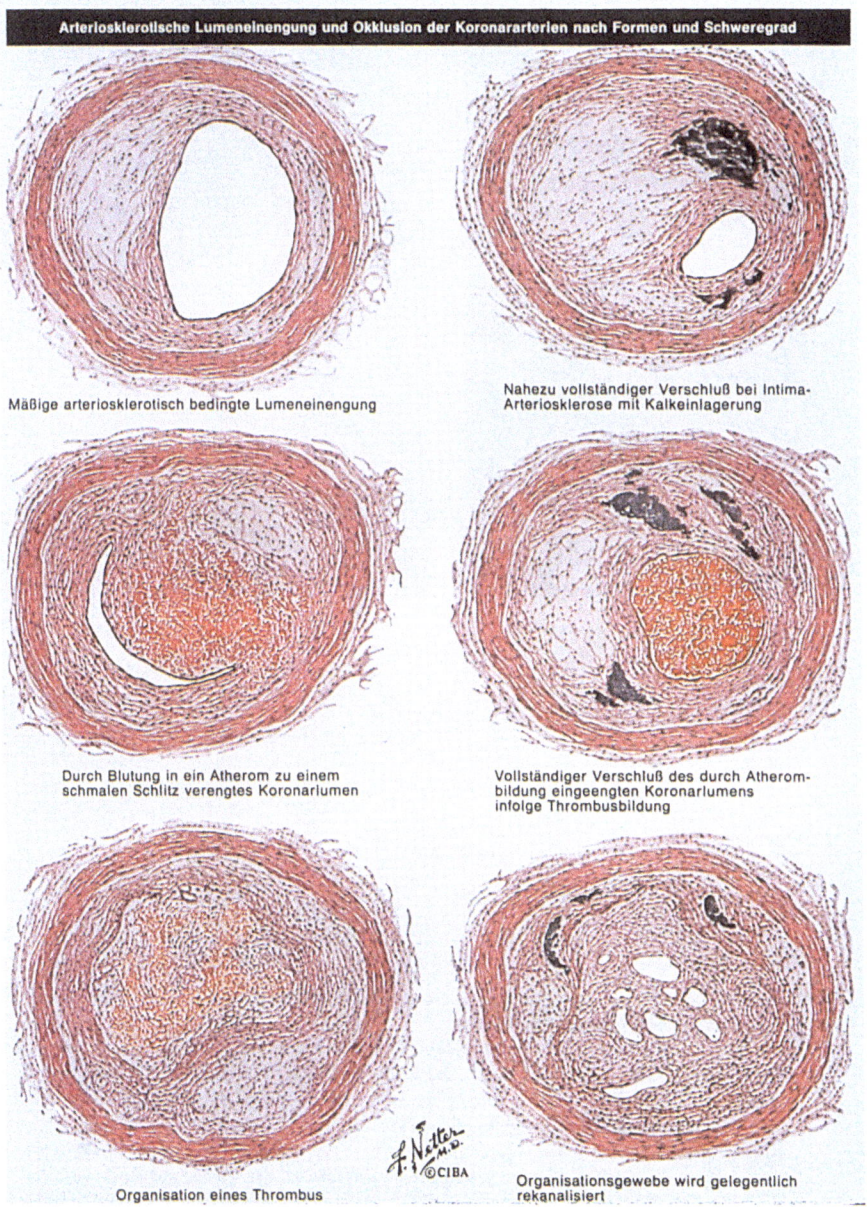

Abb. 3: Entwicklung einer Koronarsklerose bis zum Totalverschluß (nach F.H. Netter, Farbatlanten der Medizin Bd. 1, Thieme, Stuttgart)

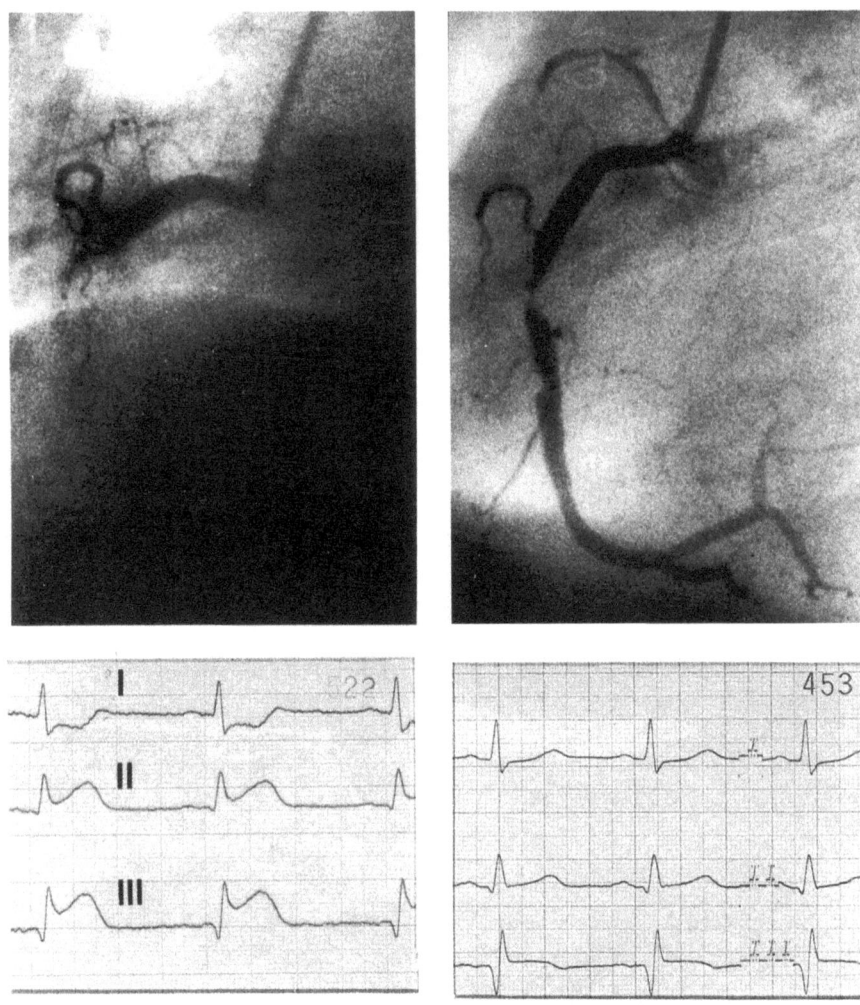

Abb. 4: Akuter Herzinfarkt infolge eines Verschlusses der rechten Koronararterie und Wiedereröffnung durch intrakoronare Streptokinase.

Links: Zwei Stunden nach Symptomenbeginn. Die rechte Herzkranzschlagader ist im mittleren Abschnitt total verschlossen. Das EKG (unten) zeigt deutliche Q-Zacken in den Ableitungen III und II und eine Anhebung der ST-Strecken, übergehend in positive T-Wellen, in den gleichen Ableitungen. Spiegelbildliches Verhalten der ST-Strecken in Ableitung I.

Rechts: Zehn Minuten später. Durch intrakoronare Applikation von Streptokinase ist das Gefäß eröffnet. Man erkennt jetzt den langen Gefäßabschnitt, der wieder mit Kontrastmittel durchströmt wird. Enge Stelle (Stenose) an der ursprünglichen Verschlußstelle. Im EKG sind mit der Wiedereröffung des Gefäßes die ST-Strecken auf das Null-Niveau abgesunken. Die Amplitude der Q-Zacken in Ableitung III hat zugenommen.

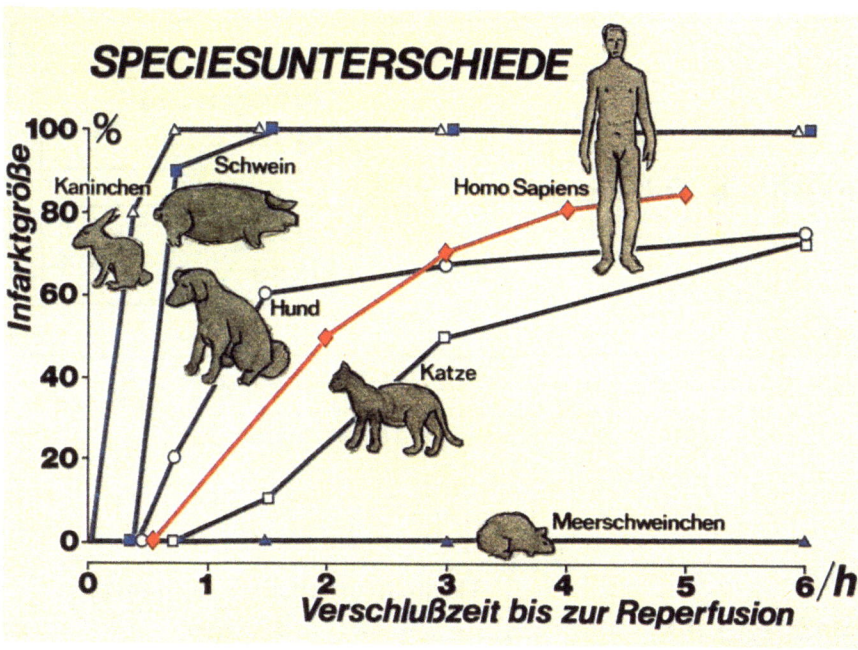

Abb. 5: Speziesunterschiede bis zur definitiven Infarktgröße (Ordinate) nach Koronarverschluß (nach W. Schaper, 1984)

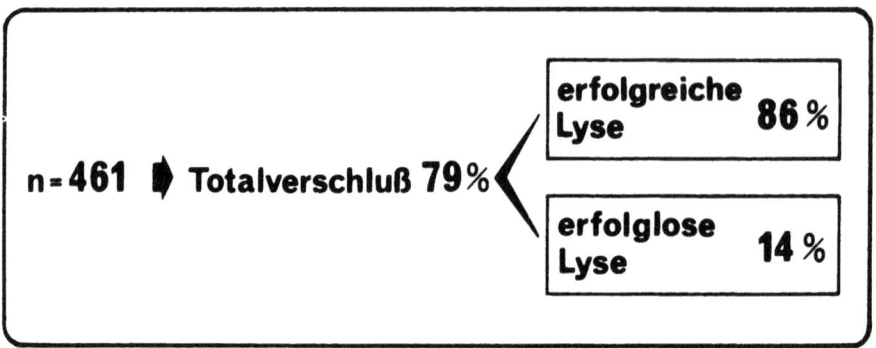

Abb. 6: Bei 461 Patienten mit akutem Herzinfarkt war ein Koronargefäß in 79% der Fälle total verschlossen, in den restlichen 21% bestand eine hochgradige Koronarstenose. Die Wiedereröffnung durch selektive intrakoronare Lyse gelang bei 86% der Patienten.

	Thrombolytische Therapie			Konservative		
	n	✠	%	n	✠	%
KENNEDY ET AL. Random. Untersuchung N Engl J Med 309, 1983	134	5	3,7	116	13	11,2
EIGENES KOLLEKTIV Historische Kontrollgr.	339	17	5,0	98	12	12,2

Abb. 7: Letalität in der ersten dreißig Tagen nach akutem Herzinfarkt.
    Oben: Randomisierte Untersuchung von Kennedy und Mitarbeitern 1983.
    Unten: Eigenes Kollektiv. Der thrombolytischen Therapie ist ein historisches Kontrollkollektiv gegenübergestellt.

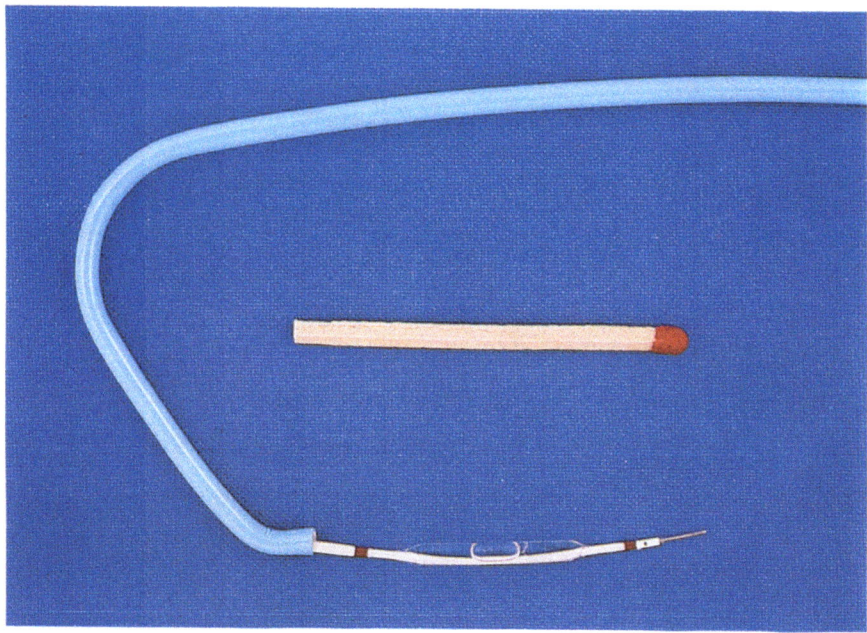

Abb. 8: Ballon zur intrakoronaren Dilatation von Koronarstenosen. Der Katheter, der den Ballon trägt (durch Einbringen einer Luftblase ist der Ballon sichtbar gemacht), ist durch einen Führungskatheter vorgeschoben. Er trägt eine weiche Spitze aus Spiraldraht. Zwei Metallmarken ermöglichen die Röntgensicht nach Einbringen in eine Koronararterie.

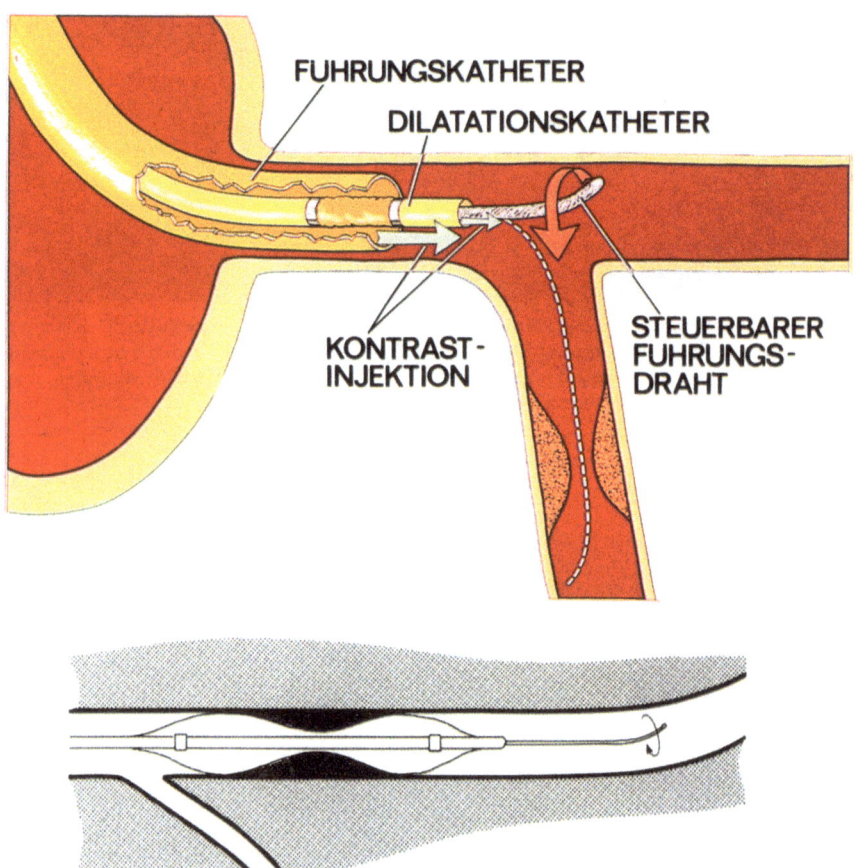

Abb. 9: Prinzip der steuerbaren Ballonkatheter. Durch Drehung des Führungsdrahtes am Katheterende kann die vorgekrümmte Katheterspitze in die Koronararterie mit der Engstelle dirigiert werden. Man erkennt die Einrichtung zur Druckerzeugung per Hand mittels Injektionsspritze mit angeschlossenem Manometer. Im unteren Bildabschnitt befindet sich der Ballon in der Engstelle, ist aufgepumpt und wird nach Wespentaillenart durch die Stenose imprimiert.

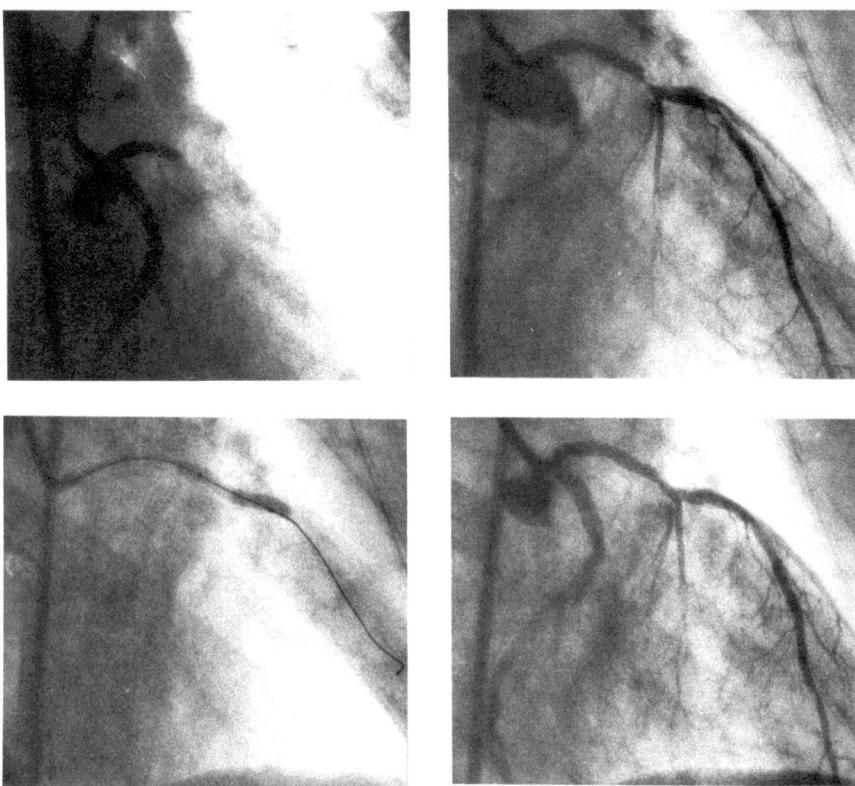

Abb. 10: Oben links: Akuter Vorderwandinfarkt durch Totalverschluß des *Ramus interventricularis anterior* der linken Koronararterie.
Oben rechts: Nach selektiver intrakoronarer Thrombolyse ist das Gefäß wieder eröffnet. Es restiert eine hochgradige Engstelle als Prädilektionsort für einen erneuten Verschluß.
Unten links: Der Ballonkatheter ist über einen Führungsdraht in die Stenose eingebracht. Der Ballon ist aufgepumpt.
Unten rechts: Nach Ballondilatation erhebliche Reduktion der Koronarstenose.

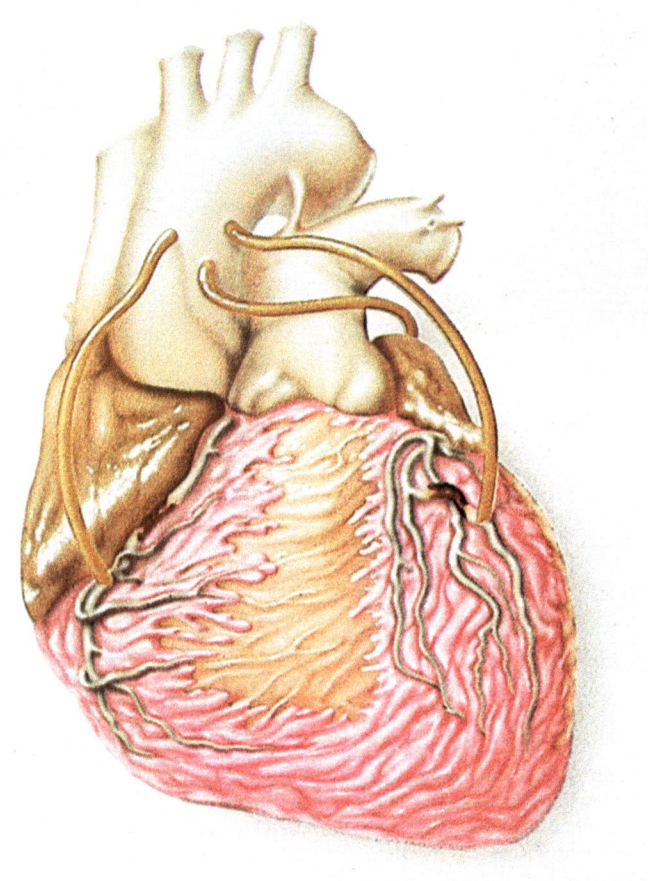

Abb. 11: Prinzip des aorto-koronaren Venenbypasses bei Koronarstenosen. Die Venenstücke aus der Wade des Patienten sind einerseits mit der Aorta, andererseits mit der Koronararterie jenseits der Engstelle anastomosiert.

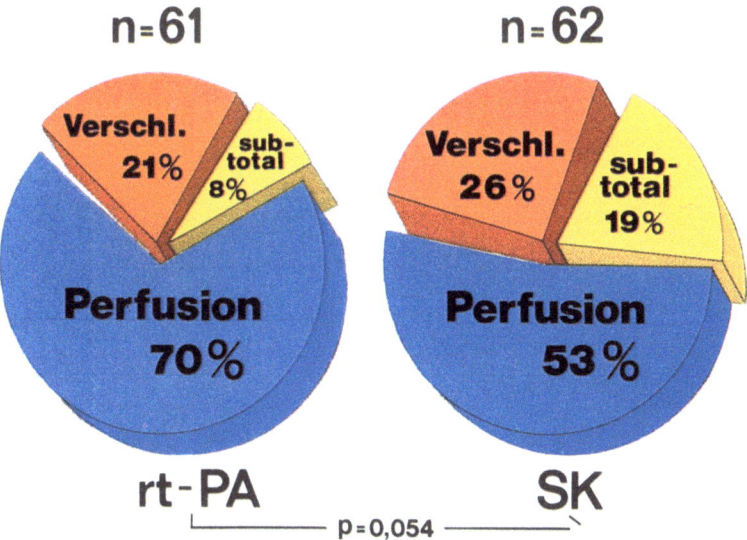

Abb. 12: Vergleich der Erfolgsquoten von rt-PA gegenüber Streptokinase. Randomisierte europäische Studie. Mit rt-PA intravenös gelingt die Perfusion in 70% der Anwendungen, mit Streptokinase intravenös in 53%. Bei 21 bzw. 26% der Fälle bleibt das Gefäß verschlossen, bei 8 bzw. 19% liegt eine subtotale Koronarstenose vor.

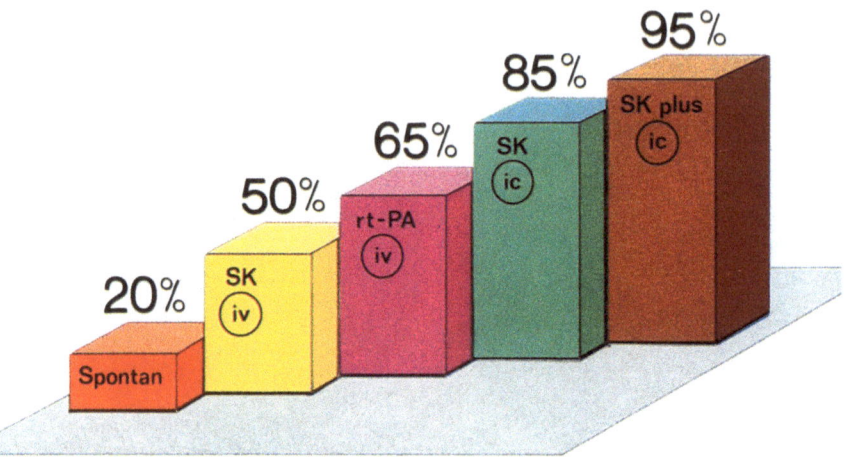

Abb. 13: Wiedereröffnete Koronargefäße vier bis sechs Stunden nach Symptomenbeginn: Spontan (20%), nach intravenöser Applikation von Streptokinase (50%), nach rt-PA intravenös (65%), nach intrakoronarer Streptokinase-Applikation (85%), nach intrakoronarer Streptokinase-Applikation und Ballonanwendung (95%).

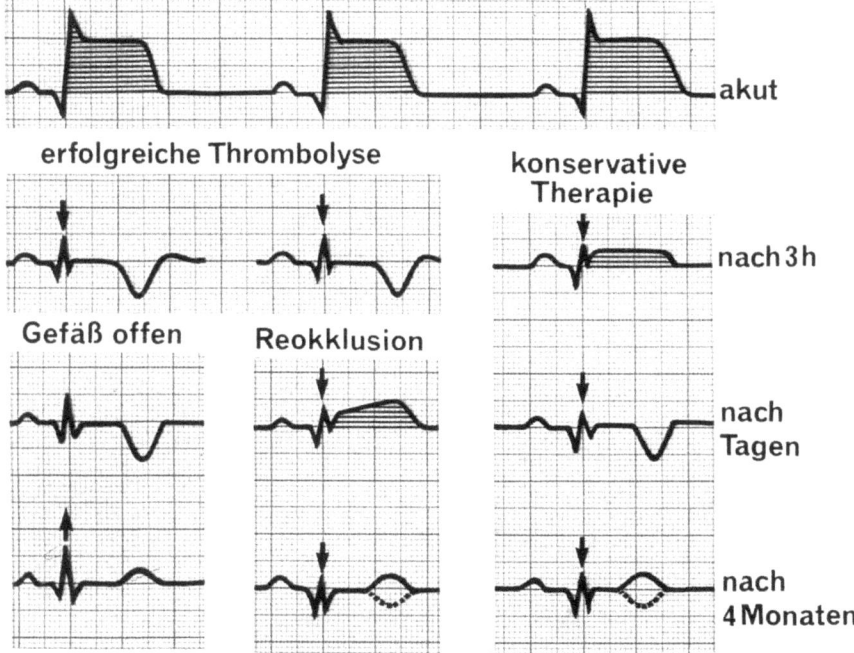

Abb. 14: Prinzip der EKG-Verläufe bei akutem Herzinfarkt und Reperfusion.
Oberstes Kurvenstück: Sogenannte monophasische Umformung der ST-T-Abschnitte mit starker ST-Strecken-Anhebung als typisches elektrokardiographisches Syndrom des akuten Myokardinfarktes.
Zweites Kurvenstück: Drei Stunden nach Symptomenbeginn. Bei erfolgreicher Wiedereröffnung („Gefäß offen") sind die ST-Strecken in die Null-Linie abgesunken. Es bilden sich endständig negative T-Wellen aus. Die R-Amplitude ist kleiner geworden. Bei konservativer Therapie besteht nach drei Stunden noch eine, wenn auch geringere Anhebung der ST-Strecke. Bleibt das Gefäß offen, so ist der EKG-Befund einige Tage nach dem Herzinfarkt unverändert. Bei konservativer Therapie nimmt die R-Amplitude weiter ab. Kommt es zu einer Reokklusion nach erfolgreicher Thrombolyse, so entsteht erneut eine Anhebung der ST-Strecke wie in der Akutphase.
Unterstes Kurvenstück: Nach vier Monaten: Ist das Gefäß offen geblieben, so nimmt die R-Amplitude wieder zu. Die T-Welle wird wieder positiv. Nach konservativer Therapie und nach Reokklusion nimmt die R-Amplitude weiter ab, die ST-Strecken bleiben im Null-Niveau. Die T-Wellen bleiben negativ oder richten sich partiell wieder auf.

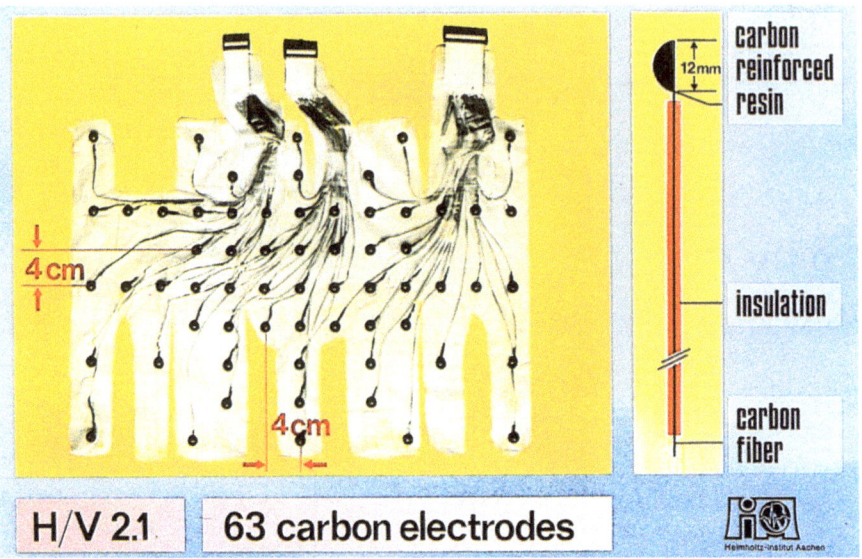

Abb. 15: Elektrodenanordnung für multiple Brustwandableitungen in Form einer Matte. Elektroden und Zuleitungen sind aus Kohlenstoff und geben keine Röntgenschatten.

Abb. 16: EKG-Ableitung während einer selektiven intrakoronaren Thrombolyse oder einer Ballon- ▷
dilatation mit multiplen Ableitungen.
   Vorn: Computer-Auswertsystem. Röntgendurchleuchtung und Cineventrikulographie in verschiedenen Ebenen.

Neue Wege der Therapie des akuten Herzinfarktes

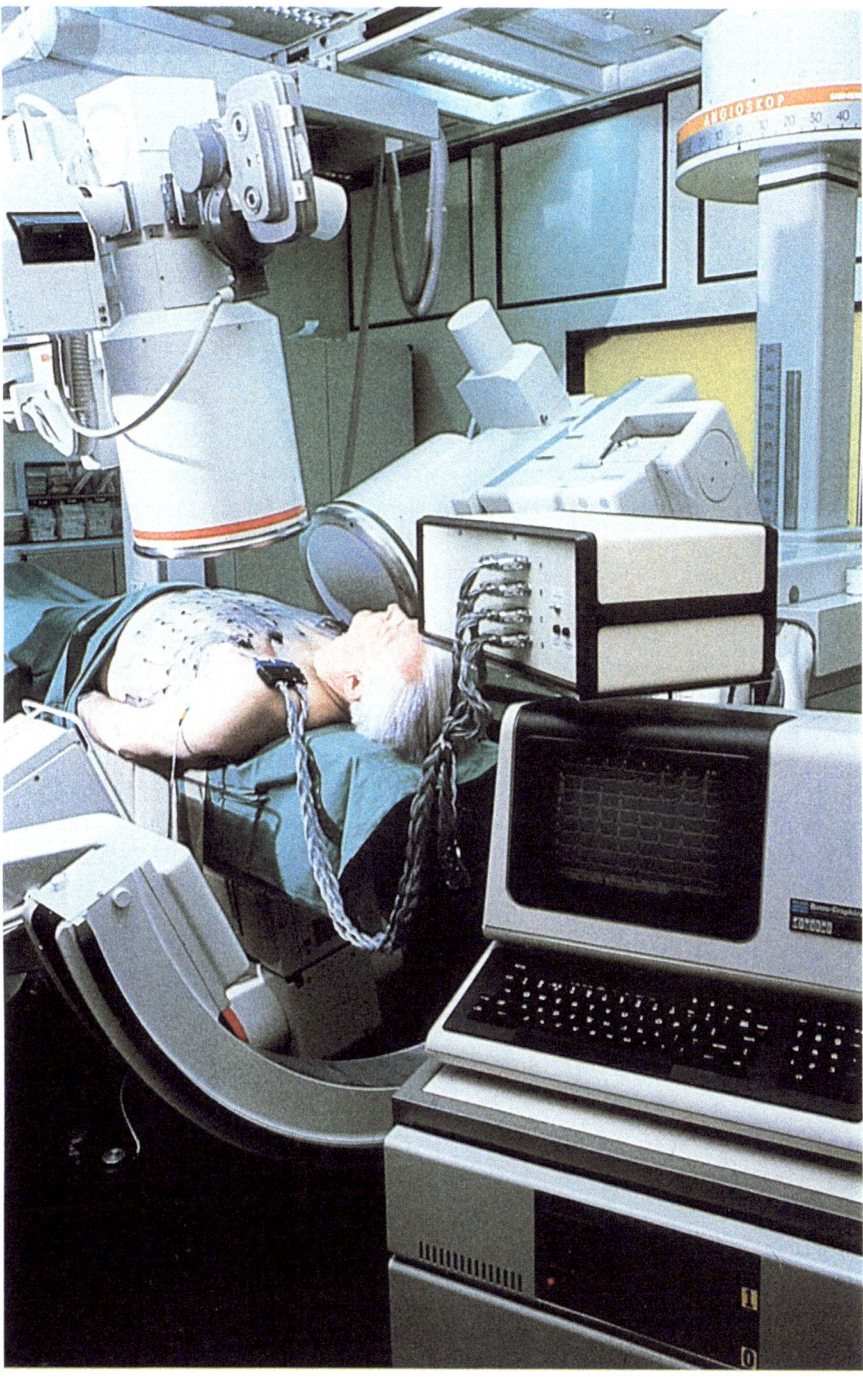

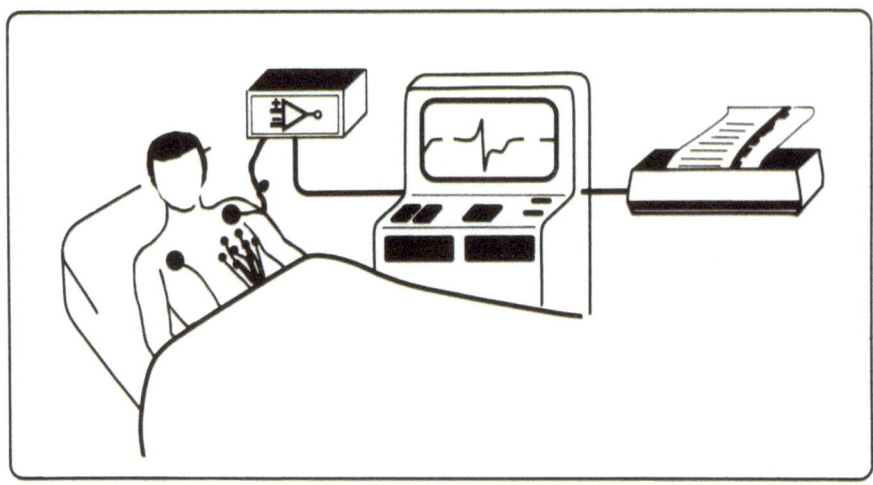

Abb. 17: EKG-Monitoring am Krankenbett mit der in den Abbildungen 14 und 15 skizzierten Apparatur. Reduktion der Elektrodenanzahl. Kontinuierliche Rechnerauswertung.

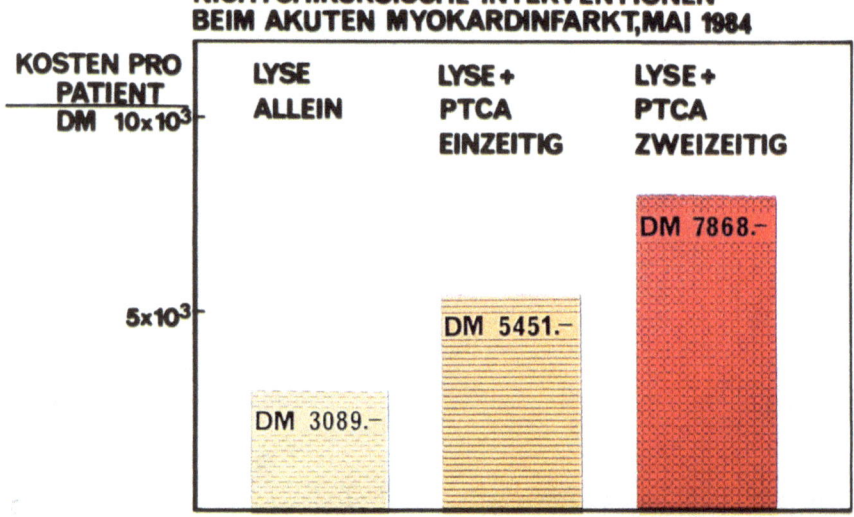

Abb. 18: Behandlungskosten pro Patient bei alleiniger selektiver intrakoronarer Thrombolyse, bei Thrombolyse und Ballondilatation (PTCA) in gleicher Sitzung und bei zweizeitigem Vorgehen mit selektiver intrakoronarer Thrombolyse und Ballondilatation am 2. oder 3. Behandlungstag.

Literatur

H. Blanke, H. Schicha, M. Cohen, H. Kaiser, K. R. Karsch, P. Neumann, K. P. Rentrop: Long-Term Follow-Up after Intracoronary Streptokinase Therapy for Acute Myocardial Infarction. Am Heart J 110 (1985), 736–42

K. Breddin, A. M. Ehrly: Die Kurzzeitfibrinolyse beim akuten Myokardinfarkt. Dtsch Med Wschr 98 (1973), 861–73

D. Collen, J. M. Stassen, M. Verstraete: Thrombolysis with Human Extrinsic (Tissue Type) Plasminogen Activator in Rabbits with Experimental Jugular Vein Thrombosis. J Clin Invest 71 (1983), 368–76

D. Collen, E. J. Topol, A. J. Tiefenbrunn, H. K. Gold, M. L. Weisfeldt, B. E. Sobel, R. C. Leinbach, J. A. Brinker, P. A. Ludbrook, I. Yasuda, B. H. Bulkley, A. K. Robison, A. M. Hutter, W. R. Bell, J. J. Spadard, B. an Khaw, E. B. Grossbard: Coronary Thrombolysis with Recombinant Human Tissue-Type Plasminogen Activator: A Prospective Randomized Placebo-Controlled Trial. Circulation 70/6 (1984), 1012–17

D. Collen: Human Tissue-Type Plasminogen Activator: From the Laboratory to the Bedside. Circulation 72/1 (1985), 18–20

N. Dioguardi, P. M. Mannuci, A. Lotto: Controlled Trial of Streptokinase and Heparin in Acute Myocardial Infarction. The Lancet II (1971), 891–5

R. Dörr, R. v. Essen, W. G. Schmidt, R. Uebis, H. Lambertz, H. J. Schmitz, G. Mertes, W. Merx, J. Meyer, S. Effert: Langzeitergebnisse nach selektiver Thrombolyse beim akuten Myokardinfarkt und konsevativer Weiterbehandlung. Z Kardiol 74 Suppl 3 (1985), 107

R. Dörr, R. v. Essen, R. Uebis, W. G. Schmidt, H. Lambertz, S. Effert: Symptomatic and Asymptomatic Coronary Reocclusion after Successful Reperfusion in Relation to the Initiale Time of Transmural Myocardial Ischemia. J Amer Coll Card 7/2 (1986), 220A

R. Dörr, R. Uebis, R. v. Essen, W. G. Schmidt, H. Lambertz: Symptomatische und asymptomatische Coronarreokklusion nach erfolgreicher Reperfusion in Abhängigkeit von der initialen Ischämiezeit. Z Kardiol 75 Suppl 1 (1986), 158

R. Dörr, B. J. Messmer, W. Merx, R. v. Essen, S. Effert, R. Uebis, W. G. Schmidt, G. Mertes: Langzeitergebnisse nach selektiver Thrombolyse und aortokoronarer Frühoperation beim akuten Myokardinfarkt. Z Kardiol 73 Suppl 1 (1984), 139

R. Dörr, W. Merx, R. v. Essen, S. Effert, B. J. Messmer, J. Meyer, R. Uebis, G. Mertes, H. J. Schmitz, H. Lambertz: Comparison of Early Balloon Dilatation Versus Bypass Surgery after Successful Transluminal Coronary Recanalization (PTCR) in Acute Myocardial Infarction. Eur Heart J 5/1 (1984), 93

R. Dörr, S. Effert, R. v. Essen, F. Ahnert, T. Tolxdorff: Intrakoronare thrombolytische Therapie des akuten Myokardinfarktes. Dtsch Ärzteblatt 33 (1985), 2329–34

R. Erbel, T. Pop, T. Meinertz, G. Schreiner, B. Henkel, W. Kasper, C. Pfeiffer, J. Meyer: Erhöhung der Reperfusionsrate und Verkürzung der Infarktzeit durch kombinierte medikamentös-mechanische Rekanalisation. Z Kardiol 73/1 (1984), 214

R. Erbel, T. Pop, K. J. Henrichs, H. J. Rupprecht, J. Meyer: Immediate Angioplasty after Reperfusion in Acute Myocardial Infarction – A Prospective Controlled Randomized Trial. Eur Heart J 6/1 (1985), 60

European Working Party: Streptokinase in Recent Myocardial Infarction: A Controlled Multi-Centre Trial. Br Med J 3 (1971), 325–31

European Cooperative Study Group for Streptokinase: Treatment in Acute Myocardial Infarction: Streptokinase in Acute Myocardial Infarction. N Engl J Med 301 (1979), 797-802

A. R. Gruentzig: Transluminal Dilatation of Coronary-Artery Stenosis. The Lancet I (1978), 263

A. R. Gruentzig: Percutaneous Transluminal Coronary Angioplasty: Six Years' Experience. Am Heart J 107 (1984), 818-29

Gruppo Italiano per lo studio della Streptochinasi nell'Infarto Miocardio (Gissi): Effectiveness of Intravenous Thrombolytic Treatment in Acute Myocardial Infarction. The Lancet I/8478 (1986), 397-401

G. O. Harzler, B. D. Rutherford, D. R. McConahay, W. L. Johnson jr, B. D. McCallister, G. M. Gura jr, R. C. Conn, J. E. Crockett: Percutaneous Transluminal Coronary Angioplasty with and without Thrombolytic Therapy for Treatment of Acute Myocardial Infarction. Am Heart J 106 (1983), 965

J. W. Kennedy, J. L. Ritchie, K. B. Davis, J. K. Fritz: The Western Washington Randomized Trial of Intracoronary Streptokinase in Acute Myocardial Infarction. N Engl J Med 309 (1983), 1477-82

J. W. Kennedy, J. L. Ritchie, K. B. Davis, K. L. Stadius, C. Maynard, J. K. Fritz: The Western Washington Randomized Trial of Intracoronary Streptokinase in Acute Myocardial Infarction. N Engl J Med 312 (1985), 1073-8

H. Lambertz, P. Schweitzer, W. Krebs, W. Merx, R. Erbel, R. v. Essen, R. Uebis, H. v. Erckelens, J. Meyer, S. Effert: Echokardiographische Verlaufskontrolle des akuten Myokardinfarktes nach intrakoronarer Streptolysebehandlung. Z Kardiol 73 (1984), 321-26

P. R. Maroko, J. K. Kjekshus, B. E. Sobel, T. Watanabe, J. W. Covell, J. Ross, E. Braunwald: Factors Influencing Infarct Size Following Experimental Coronary Artery Occlusion. Circulation 43 (1971), 67-82

D. G. Mathey, J. Schofer, F. H. Sheehan, H. Becher, V. Tilsner, H. T. Dodge: Intravenous Urokinase in Acute Myocardial Infarction. Am J Cardiol 55 (1985), 878-82

D. G. Mathey, G. Rodewald, P. Rentrop, K. Leitz, W. Merx, B. J. Messmer, W. Rutsch, E. S. Bücherl: Intracoronary Streptokinase Thrombolytic Recanalization and Subsequent Surgical Bypass of Remaining Atherosclerotic Stenosis in Acute Myocardial Infarction. Am Heart J 102 (1981), 1194

W. Merx, R. Dörr, P. Rentrop, H. Blanke, K. R. Karsch, D. G. Mathey, P. Kremer, W. Rutsch, H. Schmutzler: Evaluation of the Effectiveness of Intracoronary Streptokinase Infusion in Acute Myocardial Infarction: Postprocedure Management and Hospital Course in 204 Patients. Am Heart J 102 (1981), 1181-87

B. J. Messmer, R. Dörr, P. Bardos, C. Minale, R. v. Essen, S. Effert: Intracoronary Thrombolysis and Early Aortocoronary Bypass Surgery for Acute Myocardial Infarction. Eur Heart J 6/E (1985), 177-81

J. Meyer, W. Merx, R. Dörr, R. Erbel, R. v. Essen, H. Lambertz, C. Bethge, H. J. Schmitz, P. Bardos, C. Minale, B. J. Messmer, S. Effert: Sequential Intervention Procedures after Intracoronary Thrombolysis: Balloon Dilatation, Bypass Surgery and Medical Treatment. Int J Cardiol 7 (1985), 281-93

J. Meyer, W. Merx, H. Schmitz, R. Erbel, T. Kiesslich, R. Dörr, H. Lambertz, C. Bethge, W. Krebs, P. Bardos, C. Minale, B. J. Messmer, S. Effert: Percutaneous Transluminal Coronary Angioplasty Immediately after Intracoronary Streptolysis of Transluminal Myocardial Infarction. Circulation 66/5 (1982), 905-13

J. Meyer, H. J. Schmitz, T. Kiesslich, R. Erbel, W. Krebs, W. Schulz, P. Bardos, C. Minale, B. J. Messmer, S. Effert: Percutaneous Transluminal Coronary Angioplasty in Patients with Stable and Unstable Agina Pectoris: Analysis of Early and Late Results. Am Heart J 106 (1983), 973-80

P. Rentrop, H. Blanke, V. Wiegand, K. R. Karsch: Wiedereröffnung verschlossener Kranzgefäße im akuten Infarkt mit Hilfe von Kathetern. Dtsch med Wschr 104 (1979), 1401-5

K. P. Rentrop, F. Feit, H. Blanke, P. Stecy, R. Schneider, M. Rey, S. Horowitz, M. Goldman, K. Karsch, H. Meilman, M. Cohen, S. Siegel, J. Sanger, J. Slater, R. Gorlin, A. Fox, R. Fagerstrom, W. F. Calhoun: Effects of Intracoronary Streptokinase and Intracoronary Nitroglycerin Infusion on Coronary Angiographic Patterns and Mortality in Patients with Acute Myocardial Infarction. N Engl J Med 311 (1984), 1457-63

W. J. ROGERS, J. A. MANTLE, W. P. HOOD, W. A. BAXLEY, P. L. WHITLOW, R. C. REEVES, B. SOTO: Prospective Randomized Trial of Intravenous and Intracoronary Streptokinase in Acute Myocardial Infarction. Circulation 68 (1983), 1051–61

H. J. RUPPRECHT, R. ERBEL, T. POP, K. J. HENRICHS, R. v. ESSEN, R. UEBIS, W. RUTSCH, J. MEYER: Europäische rt-PA-Studie: EKG- und Enzymverlauf über 48 Stunden. Z Kardiol 75 Suppl 1 (1986), 90

W. RUTSCH, M. SCHARTL, H. SCHMUTZLER: Percutaneous Transluminal Coronary Angioplasty in Acute Myocardial Infarction with and without Prior Systemic Fibrinolytic Therapy. Eur Heart J 6/1 (1985), 120

J. SCHAPER, W. SCHAPER: Reperfusion of Ischemic Myocardium: Ultrastructural and Histochemical Aspects. J Am Coll Cardiol 1 (1983), 1037–46

J. SCHAPER: Ultrastructural Aspects of Ischemia and Reperfusion in Canine and Human Hearts; in: Facts and Hopes in Thrombolysis. Dr. D. Steinkopff Verlag (1986), im Druck

J. SCHAPER, S. EFFERT, R. v. ESSEN, F. HEHRLEIN, B. MESSMER: Effects of Ischemia and Reperfusion on Myocardium from Patients with Coronary Heart Disease. Bibl Cardiol 39 (1985), 3–13

W. SCHAPER: Experimental Infarcts and the Microcirculation; in: Therapeutic Approaches to Myocardial Infarct Size Limitation, Ed.: D. J. Hearse and D. M. Yellon, Raven Press, New York 1984, 79–90

W. G. SCHMIDT, R. v. ESSEN, R. UEBIS, R. DÖRR, W. MERX, S. EFFERT: Linksventrikuläre Funktion im chronischen Infarktstadium nach Thrombolysetherapie. Z Kardiol 74 Suppl 3 (1985), 169

W. G. SCHMIDT, R. v. ESSEN, R. UEBIS, S. EFFERT, W. RUTSCH, M. SCHARTL, H. SCHMUTZLER, R. ERBEL, J. MEYER: Thrombolytic Treatment of Acute Myocarial Infarction with Recombinant – Tissue Type Plasminogen Activator: Coronary State after 4 Weeks. J Amer Coll Card 7/2 (1986), 16

W. G. SCHMIDT, W. MERX, R. v. ESSEN, R. UEBIS, R. DÖRR, R. SCHMIDT-WENZ, S. EFFERT: Time of Occlusion and Infarct Localisation as Determinants of Infarct Size after Intracoronary Thrombolysis. Eur Heart J 5 Suppl 1 (1984), 703

H. J. SCHMITZ, R. v. ESSEN, J. MEYER, S. EFFERT: The Role of Balloon Size for Acute and Late Angiographic Results in Coronary Angioplasty. Circulation 70/II 4 (1984), 1179

W. G. SCHRÖDER, G. BIAMINO, E. R. v. LEITNER, T. LINDERER, T. BRÜGGEMANN, J. HEITZ, H. F. VÖHRINGER, K. WEGSCHEIDER: Intravenous Short-Term Infusion of Streptokinase in Acute Myocardial Infarction. Circulation 67/3 (1983), 536–48

M. L. SIMOONS, M. v. D. BRAND, C. D. ZWAAN, F. W. A. VERHEUGT, W. J. REMME, P. W. SERRUYS, F. BÄR, J. RES, X. H. KRAUSS, F. VERMEER, J. LUBSEN: Improved Survival after Early Thrombolysis in Acute Myocardial Infarction. The Lancet IX (1985), 578–81

The I. S. A. M. Study Group: A Prospective Trial of Intravenous Streptokinase in Acute Myocardial Infarction (I. S. A. M.), Mortality, Morbidity, and Infarct Size at 21 Days. N Engl J Med 314 (1986), 1465–71

The TIMI Study Group: The Thrombolysis in Myocardial Infarction (TIMI) Trial. N Engl J Med 312/14 (1985), 932–36

R. UEBIS, R. v. ESSEN, W. MERX, H. P. EMONS, W. G. SCHMIDT, B. BERTRAM, S. EFFERT: Facilities to Improve Reperfusion Rate and to Decrease Occlusion Time in Acute Myocardial Infarction. Eur Heart J 5/1 (1984), 163

R. UEBIS, R. v. ESSEN, W. G. SCHMIDT, W. MERX, S. EFFERT: Kombinierte medikamentös-mechanische Rekanalisation im Vergleich zur superselektiven Streptokinase-Infusion beim akuten Myokardinfarkt. Z Kardiol 74 Suppl 3 (1985), 383

R. UEBIS, R. v. ESSEN, W. G. SCHMIDT, R. DÖRR, A. FRANKE, H. LAMBERTZ, J. MEYER, W. MERX, S. EFFERT: Primäre Erfolgsrate und Langzeitresultate der PTCA unmittelbar nach erfolgreicher Reperfusion beim akuten Myokardinfarkt. Z Kardiol 75 Suppl 1 (1986), 67

R. UEBIS, R. v. ESSEN, W. MERX, W. G. SCHMIDT, H. P. EMONS, S. EFFERT: Combined Medical and Mechanical Recanalization Versus Superselective Streptokinase Alone: Reperfusion Rate and Time of Occlusion. Circulation 70/II 4 (1984), 329

P. L. URBAN, M. COWLEY, S. GOLDBERG, G. VETROVEC, A. HASTILLO, A. J. GREENSPON, V. KUSIAK, R. GREENBERG, P. WALINSKY, J. CAMMARATO, P. MAROKO: Intracoronary Thrombolysis in Acute

Myocardial Infarction: Clinical Course Following Successful Myocardial Reperfusion. Am Heart J 108/4 (1984), 873-78

M. Verstraete, R. Bernhard, D. P. d. Bono, M. Bory, R. W. Brower, D. Collen, R. Erbel, R. v. Essen, W. Huhmann, R. J. Lennane, J. Lubsen, D. Mathey, J. Meyer, H. R. Michels, W. Rutsch, M. Schartl, W. Schmidt, R. Uebis: Randomised Trial of Intravenous Recombinant Tissue-Plasminogen Activator Versus Intravenous Streptokinase in Acute Myocardial Infarction. The Lancet IV (1985), 842-47

R. v. Essen, R. Uebis, W. Schmidt, W. Merx, J. Meyer, R. Dörr, S. Effert: Koronarstatus und Reperfusion. Intensivmed 22/5 (1985), 36

R. v. Essen, R. Uebis, W. Schmidt, R. Dörr, W. Merx, J. Meyer, P. Schweitzer, S. Effert, P. Bardos, C. Minale, B. J. Messmer: Thrombolysis in Old Patients? Long-Term Results after Thrombolysis in Relation to Age and Further Treatment. Abstractbook Int. Symp. Preserv. of Myocard. Function, Vienna, June 19-21 (1986)

R. v. Essen, R. Uebis, W. G. Schmidt, R. Dörr, W. Merx, S. Effert: Ruptur beim akuten Myokardinfarkt nach intrakoronarer Streptokinase-Behandlung. Z Kardiol 74 Suppl 3 (1985), 108

R. v. Essen, W. Merx, B. Bertram, H. J. Schmitz, C. Braun, S. Effert: Koronargefäßdilatation mit Hilfe steuerbarer Ballonkatheter. Dtsch med Wschr 109/17 (1984), 651-55

R. v. Essen, R. Uebis, W. Schmidt, R. Dörr, W. Merx, J. Meyer, S. Effert, P. Schweizer, R. Erbel, P. Bardos, C. Minale, B. J. Messmer: Intrakoronare Streptokinase beim akuten Herzinfarkt: Erfahrungen bei 461 Patienten. Dtsch med Wschr 15 (1985), 570-75

R. v. Essen, B. Bertram, B. Vondenbusch, R. Uebis, J. Silny, G. Rau, S. Effert: PTCA - Success: Reliability of Non-Invasive Methods. Abstractbook Int. Symp. on Invas. Cardiovascular Ther., Cologne, May 5-8 (1985), 22

Veröffentlichungen
der Rheinisch-Westfälischen Akademie der Wissenschaften

Neuerscheinungen 1981 bis 1987

Vorträge N Heft Nr.		NATUR-, INGENIEUR- UND WIRTSCHAFTSWISSENSCHAFTEN
306	Harald Schäfer, Münster	Der Einfluß von Gasen auf die Reaktionsfähigkeit fester Stoffe
	Herbert Döring, Aachen	75 Jahre Hochvakuumelektronenröhren
307	Hans J. Zassenhaus, Ohio	Über die konstruktive Behandlung mathematischer Probleme
	Max Koecher, Münster	Von Matrizen zu Jordan-Tripelsystemen
308	William F. Pohl, Minnesota	The Application of Global Differential Geometry to the Investigation of Topological Enzymes and the Spatial Structure of Polymers
	Lothar Jaenicke, Köln	Chemotaxis – Signalaufnahme und Respons einzelliger Lebewesen
309	Harald Ibach, Jülich/Aachen	Zur Physik und Chemie der Festkörperoberfläche
310	Edmond Malinvaud, Paris	La profitabilité comme facteur de l'investissement
	Burkart Lutz, München	Einige Aspekte von Theorie und Empirie segmentierter Arbeitsmärkte
311	Hans Jürgen Schmitt, Aachen	Der Mensch im elektromagnetischen Feld
	Günter Rau, Aachen	Ergonomie in der Medizin
312	Klaus Heckmann, Münster	Über *omikron*-Partikel und andere Symbionten von Ciliaten
	Detlev Riesner, Düsseldorf	Viroide: Struktur und Funktion der kleinsten Krankheitserreger
313	Sven Effert, Aachen	Arrhythmien des Herzens
314	Kurt Schmidt, Mainz	Verlockungen und Gefahren der Schattenwirtschaft
315	Eckart Reiche, Krefeld	Tagebau Hambach: Voraussetzungen – Probleme – Lösungen
	Hans-Ulrich Schmincke, Bochum	Vulkane und ihre Wurzeln
316	Roland Kammel, Berlin	Umweltschutz durch Abwasserelektrolyse
	Ernst-Ulrich Reuther, Aachen	Zur Problematik tiefer Bergwerke
317	Wilfried König, Aachen	Fertigungstechnologie in den neunziger Jahren
	Manfred Weck, Aachen	Werkzeugmaschinen im Wandel
318	Heinz Maier-Leibnitz, München	Die Wirkung bedeutender Forscher und Lehrer – Erlebtes aus fünfzig Jahren
	Reimar Lüst, München	Derzeitige Bedingungen und Möglichkeiten für Forschung in der Bundesrepublik Deutschland
319	Theo Mayer-Kuckuk, Bonn	Hermes und das Schaf – interdisziplinäre Anwendungen kernphysikalischer Beschleuniger
320	Gustav V.R. Born, London	Die Rolle der Thrombozyten bei der Athero- und Thrombogenese
321	Siegfried Großmann, Marburg	Deterministisches Chaos
	Günter Harder, Bonn	Experimente in der Mathematik
322	1. Akademie-Forum	Technische Innovationen und Wirtschaftskraft
	Horst Albach	Innovationen für Wirtschaftswachstum und internationale Wettbewerbsfähigkeit
	Alfred Fettweis	Die Elektronikindustrie – Schlüssel für die zukünftige wirtschaftliche Entwicklung
323	Manfred Depenbrock, Bochum	Energieumformung und Leistungssteuerung bei einer modernen Universallokomotive
324	Franz Pischinger, Aachen	Möglichkeiten zur Energieeinsparung beim Teillastbetrieb von Kraftfahrzeugmotoren
	Dietrich Neumann, Köln	Die zeitliche Programmierung von Tieren auf periodische Umweltbedingungen
325	Hans-Georg von Schnering, Stuttgart	Clusteranionen: Struktur und Eigenschaften
	Arndt Simon, Stuttgart	Neue Entwicklungen in der Chemie metallreicher Verbindungen
326	Fritz Führ, Jülich	Praxisnahe Tracerversuche zum Verbleib von Pflanzenschutzwirkstoffen im Agrarökosystem
	Hermann Sahm, Jülich	Biogasbildung und anaerobe Abwasserreinigung
327	Hans-Heinrich Stiller, Jülich/Münster	Das Projekt Spallations-Neutronenquelle
	Klaus Pinkau, Garching	Stand und Aussichten der Kernfusion mit magnetischem Einschluß
328	Peter Starlinger, Köln	Transposition: Ein neuer Mechanismus zur Evolution
	Klaus Rajewsky, Köln	Antikörperdiversität und Netzwerkregulation im Immunsystem
329	Wilfried B. Krätzig, Bochum	Große Naturzugkühltürme – Bauwerke der Energie- und Umwelttechnik
	Helmut Domke, Aachen	Neue Möglichkeiten in der Konstruktiven Gestaltung von Bauwerken

330	Volker Ullrich, Konstanz	Entgiftung von Fremdstoffen im Organismus
331	Alexander Naumann †, Aachen Holger Schmid-Schönbein, Aachen	Fluiddynamische, zellphysiologische und biochemische Aspekte der Atherogenese unter Strömungseinflüssen
332	Klaus Langer, Berlin	Die Farbe von Mineralen und ihre Aussagefähigkeit für die Kristallchemie
	Tasso Springer, Aachen/Jülich	Diffusionsuntersuchungen mit Hilfe der Neutronenspektroskopie
333	Wolfgang Priester, Bonn	Urknall und Evolution des Kosmos – Fortschritte in der Kosmologie
334	Raoul Dudal, Rom	Land Resources for the World's Food Production
	Siegfried Batzel, Herten	Der Weltkohlenhandel
335	Andreas Sievers, Bonn	Sinneswahrnehmung bei Pflanzen: Graviperzeption
336	Alain Bensoussan, Paris	Stochastic Control
	Werner Hildenbrand, Bonn	Über den empirischen Gehalt der neoklassischen ökonomischen Theorie
337	Jürgen Overbeck, Plön	Stoffwechselkopplung zwischen Phytoplankton und heterotrophen Gewässerbakterien
	Heinz Bernhardt, Siegburg	Ökologische und technische Aspekte der Phosphoreliminierung in Süßgewässern
338	Helmut Wolf, Bonn	Fortschritte der Geodäsie: Satelliten- und terrestrische Methoden mit ihren Möglichkeiten
	Friedel Hoßfeld, Jülich	Parallelrechner – die Architektur für neue Problemdimensionen
339	Claus Müller, Aachen	Symmetrie und Ornament (Eine Analyse mathematischer Strukturen der darstellenden Kunst) Jahresfeier am 9. Mai 1984
340	Karl Gertis, Essen	Energieeinsparung und Solarenergienutzung im Hochbau – Erreichtes und Erreichbares
	Paul A. Mäcke, Aachen	Die Bedeutung der Verkehrsplanung in der Stadtplanung – heute
341	Werner Müller-Warmuth, Münster	Einlagerungsverbindungen: Struktur und Dynamik von Gastmolekülen
	Friedrich Seifert, Kiel	Struktur und Eigenschaften magmatischer Schmelzen
342	Heinz Losse, Münster	Die Behandlung chronisch Nierenkranker mit Hämodialyse und Nierentransplantation
	Ekkehard Grundmann, Münster	Stufen der Carcinogenese
343	Otto Kandler, München	Archaebakterien und Phylogenie
	Achim Trebst, Bochum	Die Topologie der integralen Proteinkomplexe des photosynthetischen Elektronentransportsystems in der Membran
344	Marianne Baudler, Köln	Aktuelle Entwicklungstendenzen in der Phosphorchemie
	Ludwig von Bogdandy, Duisburg	Kontrolle von umweltsensitiven Schadstoffen bei der Verarbeitung von Steinkohle
345	Stefan Hildebrandt, Bonn	Variationsrechnung heute
346	3. Akademie-Forum	Umweltbelastung und Gesellschaft – Luft – Boden – Technik
	Hermann Flohn	Belastung der Atmosphäre – Treibhauseffekt – Klimawandel?
	Dieter H. Ehhalt	Chemische Umwandlungen in der Atmosphäre
	Fritz Führ u. a.	Belastung des Bodens durch lufteingetragene Schadstoffe und das Schicksal organischer Verbindungen im Boden
	Wolfgang Kluxen	Ökologische Moral in einer technischen Kultur
	Franz Josef Dreyhaupt	Tendenzen der Emissionsentwicklung aus stationären Quellen der Luftverunreinigung
	Franz Pischinger	Straßenverkehr und Luftreinhaltung – Stand und Möglichkeiten der Technik
347	Hubert Ziegler, München	Pflanzenphysiologische Aspekte der Waldschäden
	Paul J. Crutzen, Mainz	Globale Aspekte der atmosphärischen Chemie: Natürliche und anthropogene Einflüsse
348	Horst Albach, Bonn	Empirische Theorie der Unternehmensentwicklung
349	Günter Spur, Berlin	Fortgeschrittene Produktionssysteme im Wandel der Arbeitswelt
	Friedrich Eichhorn, Aachen	Industrieroboter in der Schweißtechnik
350	Heinrich Holzner, Wien	Hormonelle Einflüsse bei gynäkologischen Tumoren
351	4. Akademie-Forum	Die Sicherheit technischer Systeme
	Rolf Staufenbiel, Aachen	Die Sicherheit im Luftverkehr
	Ernst Fiala, Wolfsburg	Verkehrssicherheit – Stand und Möglichkeiten
	Niklas Luhmann, Bielefeld	Sicherheit und Risiko aus der Sicht der Sozialwissenschaften
	Otto Pöggeler, Bochum	Die Ethik vor der Zukunftsperspektive
	Axel Lippert, Leverkusen	Sicherheitsfragen in der Chemieindustrie
	Rudolf Schulten, Aachen	Die Sicherheit von nuklearen Systemen
	Reimer Schmidt, Aachen	Juristische und versicherungstechnische Aspekte
352	Sven Effert, Aachen	Neue Wege der Therapie des akuten Herzinfarktes Jahresfeier am 7. Mai 1986

ABHANDLUNGEN

Band Nr.

50	Walther Heissig (Hrsg.), Bonn	Schriftliche Quellen in Moġoli. 1. Teil: Texte in Faksimile
51	Thea Buyken, Köln	Die Constitutionen von Melfi und das Jus Francorum
52	Jörg-Ulrich Fechner, Bochum	Erfahrene und erfundene Landschaft. Aurelio de'Giorgi Bertòlas Deutschlandbild und die Begründung der Rheinromantik
53	Johann Schwartzkopff (Red.), Bochum	Symposium ›Mechanoreception‹
54	Richard Glasser, Neustadt a. d. Weinstr.	Über den Begriff des Oberflächlichen in der Romania
55	Elmar Edel, Bonn	Die Felsgräbernekropole der Qubbet el Hawa bei Assuan. II. Abteilung: Die althieratischen Topfaufschriften aus den Grabungsjahren 1972 und 1973
56	Harald von Petrikovits, Bonn	Die Innenbauten römischer Legionslager während der Prinzipatszeit
57	Harm P. Westermann u. a., Bielefeld	Einstufige Juristenausbildung. Kolloquium über die Entwicklung und Erprobung des Modells im Land Nordrhein-Westfalen
58	Herbert Hesmer, Bonn	Leben und Werk von Dietrich Brandis (1824–1907) – Begründer der tropischen Forstwirtschaft. Förderer der forstlichen Entwicklung in den USA. Botaniker und Ökologe
59	Michael Weiers, Bonn	Schriftliche Quellen in Moġoli, 2. Teil: Bearbeitung der Texte
60	Reiner Haussherr, Bonn	Rembrandts Jacobssegen. Überlegungen zur Deutung des Gemäldes in der Kasseler Galerie
61	Heinrich Lausberg, Münster	Der Hymnus ›Ave maris stella‹
62	Michael Weiers, Bonn	Schriftliche Quellen in Moġoli, 3. Teil: Poesie der Mogholen
63	Werner H. Hauss, Münster / Robert W. Wissler, Chicago, / Rolf Lehmann, Münster	International Symposium 'State of Prevention and Therapy in Human Arteriosclerosis and in Animal Models'
64	Heinrich Lausberg, Münster	Der Hymnus ›Veni Creator Spiritus‹
65	Nikolaus Himmelmann, Bonn	Über Hirten-Genre in der antiken Kunst
66	Elmar Edel, Bonn	Die Felsgräbernekropole der Qubbet el Hawa bei Assuan. Paläographie der althieratischen Gefäßaufschriften aus den Grabungsjahren 1960 bis 1973
67	Elmar Edel, Bonn	Hieroglyphische Inschriften des Alten Reiches
68	Wolfgang Ehrhardt, Athen	Das Akademische Kunstmuseum der Universität Bonn unter der Direktion von Friedrich Gottlieb Welcker und Otto Jahn
69	Walther Heissig, Bonn	Geser-Studien. Untersuchungen zu den Erzählstoffen in den „neuen" Kapiteln des mongolischen Geser-Zyklus
70	Werner H. Hauss, Münster / Robert W. Wissler, Chicago	Second Münster International Arteriosclerosis Symposium: Clinical Implications of Recent Research Results in Arteriosclerosis
71	Elmar Edel, Bonn	Die Inschriften der Grabfronten der Siut-Gräber in Mittelägypten aus der Herakleopolitenzeit
72	(Sammelband)	Studien zur Ethnogenese
	Wilhelm E. Mühlmann	Ethnogonie und Ethnogenese
	Walter Heissig	Ethnische Gruppenbildung in Zentralasien im Licht mündlicher und schriftlicher Überlieferung
	Karl J. Narr	Kulturelle Vereinheitlichung und sprachliche Zersplitterung: Ein Beispiel aus dem Südwesten der Vereinigten Staaten
	Harald von Petrikovits	Fragen der Ethnogenese aus der Sicht der römischen Archäologie
	Jürgen Untermann	Ursprache und historische Realität. Der Beitrag der Indogermanistik zu Fragen der Ethnogenese
	Ernst Risch	Die Ausbildung des Griechischen im 2. Jahrtausend v. Chr.
	Werner Conze	Ethnogenese und Nationsbildung – Ostmitteleuropa als Beispiel
73	Nikolaus Himmelmann, Bonn	Ideale Nacktheit
74	Alf Önnerfors, Köln	Willem Jordaens, Conflictus virtutum et viciorum. Mit Einleitung und Kommentar
75	Herbert Lepper, Aachen	Die Einheit der Wissenschaften: Der gescheiterte Versuch der Gründung einer „Rheinisch-Westfälischen Akademie der Wissenschaften" in den Jahren 1907 bis 1910
76	Werner H. Hauss, Münster / Robert W. Wissler, Chicago / Jörg Grünwald, Münster	Fourth Münster International Arteriosclerosis Symposium: Recent Advances in Arteriosclerosis Research

Sonderreihe PAPYROLOGICA COLONIENSIA

Vol. I *Aloys Kehl, Köln* Der Psalmenkommentar von Tura, Quaternio IX

Vol. II
Erich Lüddeckens, Würzburg, Demotische und Koptische Texte
P. Angelicus Kropp O. P., Klausen,
Alfred Hermann und Manfred Weber, Köln

Vol. III *Stephanie West, Oxford* The Ptolemaic Papyri of Homer

Vol. IV
Ursula Hagedorn und Dieter Hagedorn, Köln, Das Archiv des Petaus (P. Petaus)
Louise C. Youtie und Herbert C. Youtie, Ann Arbor

Vol. V
Angelo Geißen, Köln Katalog Alexandrinischer Kaisermünzen der Sammlung des Instituts für Alter-
Wolfram Weiser, Köln tumskunde der Universität zu Köln
  Band 1: Augustus-Trajan (Nr. 1–740)
  Band 2: Hadrian-Antoninus Pius (Nr. 741–1994)
  Band 3: Marc Aurel-Gallienus (Nr. 1995–3014)
  Band 4: Claudius Gothicus – Domitius Domitianus, Gau-Prägungen, Anonyme
    Prägungen, Nachträge, Imitationen, Bleimünzen (Nr. 3015–3627)
  Band 5: Indices zu den Bänden 1 bis 4

Vol. VI *J. David Thomas, Durham* The epistrategos in Ptolemaic and Roman Egypt
  Part 1: The Ptolemaic epistrategos
  Part 2: The Roman epistrategos

Vol. VII Kölner Papyri (P. Köln)

Bärbel Kramer und Robert Hübner (Bearb.), Köln Band 1
Bärbel Kramer und Dieter Hagedorn (Bearb.), Köln Band 2
Bärbel Kramer, Michael Erler, Dieter Hagedorn Band 3
und Robert Hübner (Bearb.), Köln
Bärbel Kramer, Cornelia Römer Band 4
und Dieter Hagedorn (Bearb.), Köln
Michael Gronewald, Klaus Maresch Band 5
und Wolfgang Schäfer (Bearb.), Köln

Vol. VIII *Sayed Omar (Bearb.), Kairo* Das Archiv des Soterichos (P. Soterichos)

Vol. IX Kölner ägyptische Papyri (P. Köln ägypt.)
Dieter Kurth, Heinz-Josef Thissen und Band 1
Manfred Weber (Bearb.), Köln

Vol. X *Jeffrey S. Rusten, Cambridge, Mass.* Dionysius Scytobrachion

Vol. XI
Wolfram Weiser, Köln Katalog der Bithynischen Münzen der Sammlung des Instituts für Altertums-
  kunde der Universität zu Köln
  Band 31: Nikaia. Mit einer Untersuchung der Prägesysteme und Gegenstempel

Vol. XII *Colette Sirat, Paris u. a.* La *Ketouba* de Cologne. Un contrat de mariage juif à Antinoopolis

Vol. XIII *Peter Frisch, Köln* Zehn agonistische Papyri

Verzeichnisse sämtlicher Veröffentlichungen der
Rheinisch-Westfälischen Akademie der Wissenschaften können beim
Westdeutschen Verlag GmbH, Postfach 30 06 20, 5090 Leverkusen 3 (Opladen),
angefordert werden

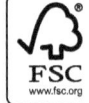

MIX
Papier aus verantwortungsvollen Quellen
Paper from responsible sources
FSC® C105338

If you have any concerns about our products,
you can contact us on
ProductSafety@springernature.com

In case Publisher is established outside the EU,
the EU authorized representative is:
**Springer Nature Customer Service Center GmbH
Europaplatz 3, 69115 Heidelberg, Germany**

Printed by Libri Plureos GmbH
in Hamburg, Germany